U0376252

CSCO 中国临床肿瘤学会患者教育手册

——胃癌

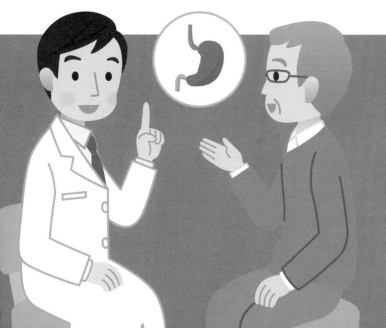

主 编 张小田

人民卫生出版社
·北京·

图书在版编目（CIP）数据

中国临床肿瘤学会患者教育手册. 胃癌/张小田主
编. —北京：人民卫生出版社，2024.7
ISBN 978-7-117-34636-8

Ⅰ.①中⋯　Ⅱ.①张⋯　Ⅲ.①肿瘤–防治–手册②胃
癌–防治–手册　Ⅳ.①R73-62② R735.2-62

中国国家版本馆 CIP 数据核字（2023）第 049376 号

中国临床肿瘤学会患者教育手册——胃癌
Zhongguo Linchuang Zhongliu Xuehui Huanzhe Jiaoyu Shouce——Wei'ai

主　　编	张小田	开　　本	889×1194　1/32　印张：3	
出版发行	人民卫生出版社（中继线 010-59780011）	字　　数	58 千字	
地　　址	北京市朝阳区潘家园南里 19 号	版　　次	2024 年 7 月第 1 版	
邮　　编	100021	印　　次	2024 年 8 月第 1 次印刷	
印　　刷	廊坊一二〇六印刷厂	标准书号	ISBN 978-7-117-34636-8	
经　　销	新华书店	定　　价	30.00 元	

E – mail　　pmph @ pmph.com

购书热线　　010-59787592　010-59787584　010-65264830

打击盗版举报电话　010-59787491　　E-mail　WQ @ pmph.com

质量问题联系电话　010-59787234　　E-mail　zhiliang @ pmph.com

数字融合服务电话　4001118166　　E-mail　zengzhi @ pmph.com

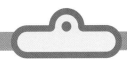

主　　编　张小田
编　　者　（按姓氏笔画排序）
　　　　　王　昆　天津市肿瘤医院
　　　　　王风华　中山大学肿瘤防治中心
　　　　　王雪鹃　中国医学科学院肿瘤医院
　　　　　曲秀娟　中国医科大学附属第一医院
　　　　　闫　炎　北京大学肿瘤医院
　　　　　孙凌宇　哈尔滨医科大学附属第四医院
　　　　　李元方　中山大学肿瘤防治中心
　　　　　邱　红　华中科技大学同济医学院附属同济医院
　　　　　邱　萌　四川大学华西医院
　　　　　张小田　北京大学肿瘤医院

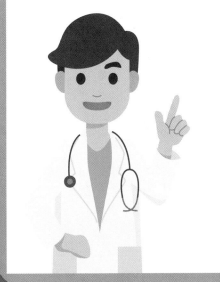

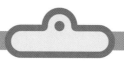

陈小兵　河南省肿瘤医院

唐　磊　北京大学肿瘤医院

唐丽丽　北京大学肿瘤医院

盛伟琪　复旦大学附属肿瘤医院

谢　通　北京大学肿瘤医院

薛俊丽　同济大学附属东方医院

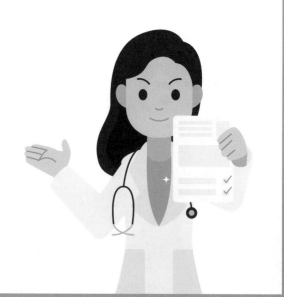

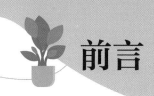

前言

　　胃癌的发病率和死亡率均位居我国所有肿瘤的前列。与其他肿瘤相比，胃癌患者个体之间的差异性十分明显，给治疗带来了极大困难。近年来，伴随靶向治疗和免疫治疗的飞速发展，精准治疗与综合治疗理念的实现在胃癌患者的治疗中显得尤其重要。然而，复杂治疗决策的制订不仅需要肿瘤科医生内部的协同合作，更需要患者与家属在诊疗过程中积极参与、配合以及与医生共同进步。为了让医患之间的沟通更为通畅，让患者了解医生决策背后的考量，让患者的全程管理更加完善，需要由医生和患者共同打破这道知识的"壁垒"。

　　为了让更多胃癌患者和家属与医生无障碍沟通，在中国临床肿瘤学会（CSCO）患者教育专家委员会的大力支持下，我们召集了来自肿瘤内科、外科、影像科、病理科、内镜中心、疼痛科、心理科等胃癌领域国内顶尖的青年专家编撰了这本《中国临床肿瘤学会患者教育手册——胃癌》，旨在用通俗易懂的语言帮助患者了解胃癌的发生发展、影像表现、病理评估、手术和药物治疗等知识，希望本书能够在胃癌患者和家属与医生之间构建一座沟通的桥梁，帮助患者和家属以更加积极、更加科学的心态接受胃癌规范化治疗。

衷心感谢参与《中国临床肿瘤学会患者教育手册——胃癌》一书编写的各位同道，感谢中国医学论坛报社的大力支持。如果胃癌患者和家属能够通过本书获得一些帮助，找到一些问题的答案，这将是对我们工作的最大肯定。

张小田

2024 年 5 月

目录

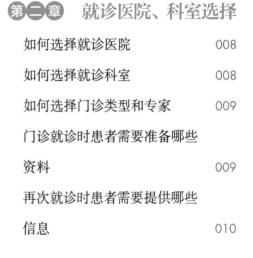

第三章 胃癌的检查、诊断及遗传情况

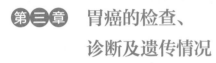

第四章 胃癌的治疗

第五章 胃癌患者的支持

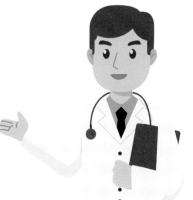

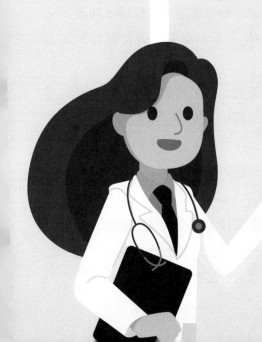

第 一 章

认识胃癌

胃的解剖结构及生理功能

胃是人体的消化器官，是一个形状像"底部朝上的蒙古水囊"一样的空腔脏器，位于腹腔内。它向上连接食管，向下连通小肠。胃连接食管的上口叫作贲门；连通小肠的下口叫作幽门。根据位置的不同，可将胃分成四个部分，分别是贲门部、胃底、胃体和幽门部。

胃的主要功能有以下四项：①储存食物；②消化和吸收；③分泌胃液、胃动素、胃泌素、生长抑素等，参与食物消化；④防御病原微生物及异物的侵入。胃是消化食物的主要器官，经口腔粗加工后的食物进入胃内，经过胃的蠕动、搅拌、磨碎和混合，加上胃中大量消化酶的作用，使食物变成食糜，有利于后续肠道对营养物质的吸收。

什么是胃癌

胃壁有四层结构，从内到外分别是黏膜层、黏膜下层、肌层和浆膜层。肿瘤通常从最里面的黏膜层开始，逐渐向胃腔内及胃腔外扩展。

胃癌是起源于胃黏膜上皮的恶性肿瘤，可以发生在胃的任何部位，发生在胃窦部的胃癌最多见，尤其是胃小弯侧，绝大多数胃癌的病理类型是腺癌。早期胃癌没有明显症状，患者可能出现上腹不适、嗳气等非特异性表现，常与胃炎、胃溃疡等慢性胃部疾病症状相似，口服抑酸药、黏膜保护剂及调整饮食后症状可能减轻或缓解，故非常容易被忽视。

胃癌常见的危险因素有哪些

感染因素

幽门螺杆菌感染　世界卫生组织（WHO）将幽门螺杆菌列为胃癌的Ⅰ类致癌物，约50%的胃癌与幽门螺杆菌感染有关，其感染者患胃癌的风险是正常人群的4～6倍。

EB病毒感染　主流研究认为EB病毒感染与胃癌的发病相关，但其作用机制尚不明确。

生活环境和生活方式

地域饮食　我国西北部与东部沿海地区的胃癌发病率较高。研究发现，胃癌高发区自来水与谷物中硝酸盐及亚硝酸盐的含量明显高于胃癌低发区，这些物质在胃中可形成亚硝胺（强致癌物）。此外，进食霉变（含黄曲霉毒素）、腌制（含亚硝酸盐）、熏烤（含苯并芘）等食物，或过量摄入食盐均可导致胃癌发病风险增加。

吸烟饮酒　长期吸烟饮酒会使胃黏膜受到尼古丁及酒精的刺激，导致胃部反复发生慢性炎症，继而发展为胃癌。

遗传因素

胃癌患者的一级亲属（父母、子女、同胞）患胃癌的风险是一般人群的2～3倍。多种遗传因素可能提升胃癌的患病风险，包括 *CDH1* 基因突变导致的遗传性弥漫性胃癌、林奇综合征、*APC* 基因突变导致的家族性腺瘤性息肉病等。

胃部病变

原有的胃部病变恶化会导致胃癌的患病风险升高，萎缩性胃炎发生癌变的概率为6%～

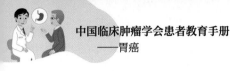

10%，胃溃疡发生癌变的概率为 1.96%，胃息肉发生癌变的概率约为 5%。

胃切除手术史

接近 30% 的胃癌患者有胃切除手术史，尤其是胃大部切除术。胃切除手术史导致胃癌患病风险升高的原因目前尚不清楚，可能是由于残胃内胃酸分泌较少，细菌增殖活跃并分泌大量亚硝酸盐类化学物质，从而导致胃癌。

性别

男性的胃癌发病率约是女性的两倍。

年龄

约 3/4 的胃癌患者发病时年龄在 50 岁以上。

什么是胃癌的癌前病变

胃癌的发生是一个长期的过程，一般认为包括慢性浅表性胃炎→萎缩性胃炎→肠上皮化生、胃黏膜上皮异型增生→胃癌。胃癌的癌前病变是指可继续恶化发展为胃癌的一系列病理变化，主要包括肠上皮化生和胃黏膜上皮异型增生。

肠上皮化生

即胃黏膜上皮细胞被肠型上皮细胞代替，按照肠化生细胞占胃腺体和表面上皮总面积的比例，分为轻、中、重三级，肠上皮化生程度越高，癌变风险越大。

胃黏膜上皮异型增生

是指胃黏膜细胞再生过程中过度增殖并伴有分化缺失，过度增殖的上皮细胞拥挤，细胞核增大，失去极性，腺体结构紊乱，又被称为不典型增生。WHO 国际癌症研究协会将其称为上皮内瘤变。临床上将胃黏膜上皮异型增生分为轻度、中度、重度。轻度、中度异型增生被认为既可以逆转并恢复正常，也可以进展为癌；当异型增生达到重度，则逆转的可能性很小，进展为癌的概率很高，需要进行积极的临床预防性治疗。

胃癌常见的症状及转移部位有哪些

早期胃癌通常没有典型症状，部分患者有上腹部不适、消化不良等症状，这些症状极易被忽视而导致延误诊断。中晚期胃癌患者可出现反复发作的上腹部隐痛，可伴有反酸、烧心甚至呕血、黑便等。部分晚期胃癌患者会出现严重贫血，或在短期内迅速消瘦。

转移是胃癌患者的主要致死原因，其中肝脏是胃癌转移的主要器官，胃癌肝转移的发病率为 5% ~ 29%。其他常见的转移部位有胃周围淋巴结、左锁骨上淋巴结、卵巢、腹膜等，长期生存的胃癌患者也有可能发生肺转移、骨转移。

胃癌的分型有哪些

胃癌的分型系统众多，目前临床常用的是组织形态学分型，该分型有 Borrmann 分型、WHO 分型和 Lauren 分型。胃癌分子分型尚在深入研究中。

WHO 分型将胃癌分为普通型和特殊型，普通型包括乳头状腺癌、管状腺癌、低分化腺癌、黏液腺癌、印戒细胞癌；特殊型包括腺鳞癌、鳞癌、神经内分泌癌、未分化癌、胃溃疡

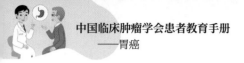

癌变。

Lauren 分型将胃癌分为肠型、弥漫型、混合型三种，该分型有较大的临床指导意义。

WHO 分型与 Lauren 分型有一定联系，低分化腺癌、印戒细胞癌一般对应弥漫型胃癌。

胃癌的分期及预后判断

简单来说，胃癌可分为Ⅰ、Ⅱ、Ⅲ、Ⅳ期。Ⅰ期最早，Ⅳ期最晚。我们常说的早期胃癌仅指Ⅰ期，其余均为中晚期胃癌（又称进展期胃癌）。我国胃癌患者确诊时Ⅰ期仅占4.1%，Ⅱ期、Ⅲ期和Ⅳ期分别占 21.8%、31.7% 和 42.4%。胃癌预后既与患者的年龄、肿瘤部位、病理类型、临床病理分期等因素（内因）有关，也与患者是否接受科学系统的治疗等因素（外因）有关。

早期胃癌远比中晚期胃癌预后好，根据循证医学研究数据，Ⅰ期胃癌经规范治疗后 5 年生存率可达 90%～98%，Ⅱ期胃癌为 68.5%，Ⅲ期胃癌为 30.8%～50.1%，Ⅳ期胃癌仅为 16.6%。与肠型胃癌相比，弥漫型胃癌整体预后较差。

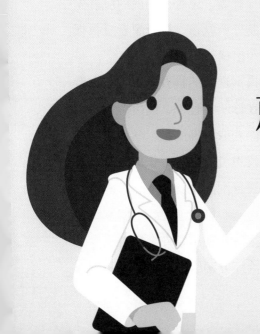

第 二 章

就诊医院、科室选择

如何选择就诊医院

选择医院是看病的第一步，对诊断和治疗影响很大。由于患者病情较重且疑难，故对于癌症的诊断，建议选择专业的三级或二级医院。二级及以上医院根据收治范围分为综合医院和专科医院。综合医院诊疗范围广、分科齐全；专科医院专门从事某一病种的诊疗，专业性强。患者可根据自身的时间、经济状况、医院的口碑、医院的性质（公立、私立）、医院的级别、是否为医保定点医院、地理位置等综合选择。

如何选择就诊科室

肿瘤专科医院门诊一般按肿瘤原发部位进行划分，如胸部、腹部、头颈部。每个门诊又根据不同治疗手段设有相应诊室，如外科诊室、放疗诊室和内科诊室，各个诊室由相应专业的高年资医生出诊。

胃癌属于腹部肿瘤，患者到医院后应首先去消化内科或胃肠外科就诊，部分患者应根据多学科会诊意见作出诊疗决策。

门诊医生会根据现有的检查资料判断患者是否患有胃癌，在诊断过程中，医生会安排患者进行胃镜检查以获取明确的组织学诊断。如确诊，医生会建议患者进行进一步的检查来评估胃部病变的发展范围和全身情况，可能涉及的检查包括内镜检查、影像学检查、实验室检查、基因检测等。待检查结果齐全后，医生会对患者下一步的治疗方案给出建议。

门诊医生会根据具体情况及患者的意愿决定是否安排患者住院进行进一步的检查和治疗。

如何选择门诊类型和专家

目前大多数医院设立了普通门诊、专科门诊、专家门诊和特需门诊等，以满足患者的不同就诊需求。建议初诊患者先去普通门诊就诊，这是由于初诊时无论是在专家门诊还是在普通门诊就诊，都要根据病情进行相应的检查。肿瘤需要进行组织病理学检查才能确诊并需要根据不同肿瘤的特点完善相关的分子病理检测以指导治疗，明确诊断后还需要完善影像学检查以明确肿瘤分期，以上检查均可在普通门诊完成。复诊患者或病情疑难且检查资料齐全的患者可选择专家门诊。

患者可根据医院专家介绍栏或者医院官方网站上的专家介绍了解专家的专业特长，结合自身病情选择合适的专家。

门诊就诊时患者需要准备哪些资料

患者需要准备的资料如下：门诊 / 急诊病历（其他医院或本院），病历应记载患者详细的诊断及诊治过程；病理报告，包括内镜活检报告和 / 或手术病理报告；病理染色切片和白片（若在其他医院进行病理检查，患者或家属可凭身份证借取）；影像学检查结果和胶片；其他重要的检查报告，如肿瘤标志物检查报告、肝肾功能检查报告。

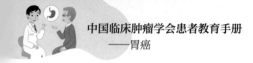

再次就诊时患者需要提供哪些信息

患者需要提供的信息如下：治疗期间复查的血常规、肝肾功能等检查结果；治疗期间的影像学检查结果（CT、彩色多普勒超声等）；肿瘤相关症状的改变，如胃部疼痛有无改善；治疗相关不良反应，如发热、恶心、呕吐、指尖麻木。

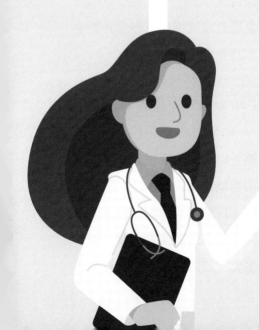

第 三 章

胃癌的检查、诊断及遗传情况

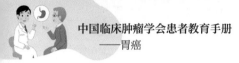

各类筛查模式及其意义

自然人群

在自然人群中我国胃癌的发病率约为31.28/10万，其中男性发病率为42.93/10万，女性发病率为19.03/10万。目前尚无简便、有效的诊断方法进行全人群普查，亦尚未推行大规模胃癌筛查计划。胃镜检查是诊断胃癌的"金标准"，但因其属于侵入性检查、费用较高、需要投入大量人力资源、人群接受度较低，难以用于我国胃癌的大规模筛查。在日本、韩国等胃癌高发国，曾提出将胃镜用于胃癌筛查，但发现普通人群参与度不高，医疗资源相对不足。因此，只有针对胃癌高危人群进行筛查才是行之有效的方法。

高危人群

我国发现的胃癌患者大多属于进展期，而胃癌的预后与诊治时机密切相关，进展期胃癌患者即使接受了外科手术，预后仍然不佳，而早期胃癌患者治疗后5年生存率可超过90%，甚至治愈。早期发现胃癌对提高胃癌患者的生存率、降低死亡率具有重要意义。

我国40岁以上人群胃癌的发生率显著上升，因此建议以40岁为胃癌筛查的起始年龄。建议将年龄 ≥ 40岁且符合下列任意一项的人作为胃癌的筛查对象：①胃癌高发地区人群；②幽门螺杆菌感染者；③既往患有慢性萎缩性胃炎、胃溃疡、胃息肉、手术后残胃、肥厚性胃炎、恶性贫血等胃的癌前疾病者；④一级亲属中存在胃癌患者的人群；⑤存在胃癌其他风险因素者，如摄入高盐、腌制饮食，吸烟、重度饮酒。因胃癌患者中约半数可无报警症状（如体重明显下降），早期胃癌一般无特异性症状，因此不应因无特异性症状而排除筛查对象。

胃癌的筛查

目前常见的消化道肿瘤的筛查技术分为无创性检查和有创性检查。

无创性筛查　①血清胃蛋白酶（pepsinogen，PG）检测；②血清胃泌素17（gastrin-17，G-17）检测；③幽门螺杆菌感染检测，包括血清幽门螺杆菌抗体检测、尿素呼气试验（UBT）；④血清肿瘤标志物检测。

有创性筛查　即内镜检查，是消化道肿瘤筛查的金标准，包括：①电子胃镜筛查；②磁控胶囊胃镜筛查；③高清内镜精查。

机会性筛查　随着基因技术、生物信息、大数据和人工智能的发展，消化道肿瘤筛查将逐渐演变为基于无创性筛查技术构建风险评估模型，建立不同风险人群的随访队列，对高危人群进行进一步的内镜检查，并有效开展随访监测管理。

机会性筛查是一种将日常医疗卫生服务与胃癌高危人群筛查、胃癌患者早诊早治有效结合，在高危人群就医或体检过程中进行目标疾病筛查的疾病筛查方式，其优点是无须额外的检查和费用，是迅速提高我国胃癌早发现、早诊断、早治疗水平的重要途径。机会性筛查的核心是针对来自乡镇/社区、体检机构和医院就诊的目标人群开展胃癌高危人群评估与识

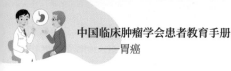

别，高危人群进行内镜检查并对发现的可疑病变进行活体组织病理学检查，在一次内镜检查中可发现上消化道不同部位（食管、胃和十二指肠）的病变，使筛查和诊断一步完成。

胃癌的诊断方法

内镜技术

普通白光内镜　是内镜检查技术的基础，也是胃癌诊断中的重要手段之一。临床上，通常首先对病变或疑似病变区域进行普通白光内镜观察，记录病变区域的自然状态，之后采用其他内镜技术进行检查。检查前患者应遵医嘱进行充分准备以使检查顺利进行。

化学染色内镜　是在常规内镜检查的基础上将色素染料喷洒至需要观察的黏膜表面，使病灶与正常黏膜对比更加明显。①物理染色（靛胭脂、亚甲蓝）：指染料与病变间为物理覆盖关系，由于病变表面微结构与周围正常黏膜不同，染料覆盖后产生对光线的不同反射，从而突出病变区域与周围正常组织间的界限。②化学染色（醋酸、肾上腺素）：指染料与病变间发生化学反应，从而改变病变区域的颜色，突出病变边界。

电子染色内镜　可通过特殊光线清晰地观察黏膜浅表微血管形态，常见的电子染色内镜包括窄带成像技术、智能电子分光技术及智能电子染色技术。

放大内镜　可放大胃黏膜并观察胃黏膜腺体表面小凹结构和黏膜微血管网形态特征的细微变化，用于鉴别胃黏膜病变的良恶性，判断恶性病变的边界和范围。

超声内镜 是将超声技术与内镜技术相结合的一项内镜诊疗技术。将微型高频超声探头安装在内镜前端，当内镜进入胃腔后，在利用内镜直接观察腔内形态的同时，又可以进行实时超声扫描，获得管道壁各层次的组织学特征及周围邻近脏器的超声图像，从而探测肿瘤浸润深度及胃周肿大淋巴结，是一种较为可靠的胃癌术前分期方法，有助于胃癌的诊断、临床分期及制订最佳手术方案。

其他内镜检查技术 ①激光共聚焦显微内镜：可显示最高放大 1 000 倍的显微结构，达到光学活检的目的；②荧光内镜：是以荧光为基础的内镜成像系统，能发现和鉴别普通内镜难以发现的癌前病变及一些隐匿的恶性病变。

上述检查方法对设备要求较高，目前在临床常规推广应用较少。

 影像学技术

为什么医生在安排了 CT 后，还要再开具 MRI 和 / 或 PET/CT 检查 每种影像学检查方法都有各自的特点和适应证，在临床应用中会遵循"多模态联合、阶梯选择"的原则。CT有较高的空间分辨率，且扫描时间短、方便快捷，是国内外指南中胃癌治疗前分期评估及治疗后疗效评价的首选方法。MRI 对软组织分辨率高，当 CT 发现病灶但无法进一步确认性质时，需要通过 MRI 明确是否为转移灶。PET则可以评估一些 CT 无法确诊的关键部位的小淋巴结（如腹主动脉旁淋巴结、锁骨上淋巴结）是否为转移灶。远处转移灶的准确判断，对胃癌治疗方案的制订至关重要，所以影像学联合检查的目的是更精准地制订治疗方案。

为什么换了一家医院就诊，医生要求重新进行影像学检查 2022 年国家卫生健康委员会发布了《医疗机构检查检验结果互认管理办法》，正在积极推动不同医院间检查结果互认，很多时候即便患者更换了就诊医院，也不再需要重新进行影像学检查。但在以下情况下，患者仍然需要重新检查：①与上一次检查间隔时间较久，在这段时间内肿瘤可能发生变化，如出现远处转移，需要重新检查评估。②胃癌和其他部位肿瘤有所不同（胃是空腔脏器），影像学检查前的准备工作非常重要，如果之前的影像学检查（CT 或 MRI）并未按照胃癌的检查要求进行准备，为了能更清晰地显示病变和精准分期，准确指导临床治疗，必要时需要重新进行规范的胃癌影像学检查。

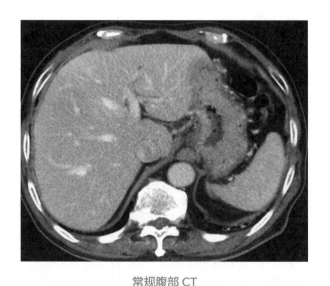

常规腹部 CT

未充盈状态下胃壁坍缩在一起，无法判断肿瘤位置。

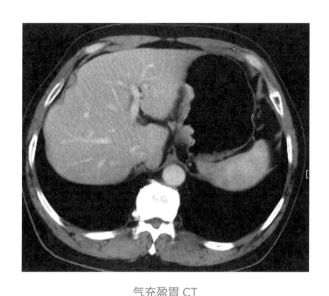

气充盈胃 CT

胃腔充盈后正常胃壁变薄，突出显示小弯侧肿瘤。

什么是 PET/CT 技术 是利用正电子核素标记药物作为显像剂的正电子发射型计算机断层显像技术，通过病灶对显像剂的摄取来反映代谢变化，呈现病变的位置、形态、大小和代谢功能，对疾病进行诊断。目前应用最广泛的显像剂为 18F-FDG（一种葡萄糖类似物）。PET/CT 是 PET 图像与 CT 图像的融合，CT 就像照相机，照一下就可以得到清晰的解剖图像；PET 就像定位器，可以精准定位到代谢功能异常的细胞。PET/CT 通过一次全身检查就能同时把 PET 的功能代谢信息优势和 CT 的解剖结构显示优势发挥得淋漓尽致，在影像学诊断方面实现了"1 + 1 > 2"的效果，对肿瘤及其他各种细胞分子功能异常疾病的诊断和评估具有举足轻重的作用。

PET/CT 相对于其他影像学检查方法有什么优势 常见的 X 线、CT 等检查是利用解剖

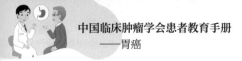

结构的变化来诊断疾病，而 PET/CT 则是借助病变部位的功能代谢变化来诊断疾病，它是比 CT 和 MRI 设备更先进的检查技术。疾病早期在出现组织结构变化之前仅存在功能代谢的轻微改变，PET/CT 可以早期探测到细胞中这些分子代谢功能的变化。由于大部分恶性肿瘤细胞的异常增殖需要葡萄糖的过度利用，因此 18F-FDG PET/CT 在早期发现肿瘤转移和复发等方面具有绝对优势，堪称追踪肿瘤细胞的"雷达"。

PET/CT 可以用于早期胃癌的筛查吗 一般人群推荐在体检过程中采用抽血、胃镜、CT 等方式排查肿瘤，价格便宜且辐射少；受胃壁生理性摄取、肿瘤浸润深度、病理类型等因素的影响，18F-FDG PET/CT 对于早期胃癌和未分化癌（低分化腺癌及印戒细胞癌）的检出率不及增强 CT 及超声内镜检查，因此不建议用 PET/CT 对普通人群进行早期胃癌筛查。

哪些胃癌患者需要进行 PET/CT 检查 PET/CT 可以辅助胃癌分期。PET/CT 虽然不适用于早期胃癌的筛查，但是葡萄糖代谢信息对淋巴结转移的诊断准确性高，尤其是在肠型及分化较好的胃癌患者中。由于 PET/CT 一次检查即可覆盖全身，故在检测胃癌远处转移中的优势是其他影像学检查方式不可替代的，其结果甚至可以改变治疗方案。因此对于初治胃癌患者、进展期或怀疑远处转移的胃癌患者，推荐使用 PET/CT 进行治疗前分期和全身评估。

此外，PET/CT 对于放疗、化疗或靶向治疗的疗效评价也具有一定价值，并可以指导下一步的治疗策略制订。PET/CT 对胃癌术后早期复发转移较为敏感，通过分析 18F-FDG 摄取值或糖代谢的变化能够有效地增加复发转移灶的检出率，从而改变患者的临床管理。因此推荐进展期胃癌患者在化疗前和化疗早期进行 PET/CT 检查，以评判治疗效果及是否需要调整治疗方案。具体何时需要进行 PET/CT 检查，由临床医生综合考虑决定。

治疗前和治疗早期 18F-FDG PET/CT 可以预测患者生存情况及不良预后，推荐临床分期晚、其他检查怀疑复发转移者采用 PET/CT 检查进行术后随访监测。

除了 18F-FDG 显像剂外，临床中还有其他显像剂（如 FAPI）也可用于胃癌分期、疗效评价，医生会根据患者的病情需要和适应证等选择显像剂。

PET/CT 检查前需要做哪些准备　在 PET/CT 检查前，患者需要做一些准备工作，如检查前 24 小时内避免剧烈运动；检查前 4～6 小时禁食、禁饮含糖饮料、禁静脉滴注葡萄糖液；检查前需要排空膀胱。患者应提前预约检查并遵医嘱进行检查前的准备。

哪些患者不能进行 PET/CT 检查　PET/CT 检查时需要患者安静地在检查床上平卧 20 分钟，持续剧烈咳嗽、幽闭恐惧症等不能配合检查者不适合进行 PET/CT 检查。此外，不建议孕妇及哺乳期女性进行 PET/CT 检查。

糖尿病患者进行 PET/CT 检查有哪些注意事项　高血糖状态会影响 PET/CT 的显像效果，故患者应在检查前将血糖控制在 11.1mmol/L

以下，最好控制在 8mmol/L 以下。糖尿病患者可在早餐时吃少量食物，之后禁食，以便中午接受检查。若患者使用胰岛素控制血糖，则要在胰岛素使用一段时间后再注射显像剂（延迟时间取决于胰岛素的种类及给药途径）。糖尿病患者在进行 PET/CT 检查前 48 小时应停用二甲双胍并使用其他药物控制血糖。

PET/CT 检查辐射严重吗　PET/CT 显像剂的半衰期仅为 2 小时，所产生的辐射量非常小，在人体承受范围内。检查后多饮水可以促进显像剂的代谢，大部分患者在大约 24 小时就能将显像剂代谢出体外，患者只需要在这段时间尽量避免与未成年人、孕妇接触即可。

 腹腔镜技术

胃癌为什么要进行腹腔镜检查　胃癌是一种比较容易发生腹膜转移的恶性肿瘤，传统的影像学检查方法，如 CT、MRI，对于腹膜转移的诊断率约为 60%，也就是说有 40% 的腹膜转移患者可能被漏诊，从而导致分期错误，患者无法获得最合理的治疗。对比 CT 等影像学检查，腹腔镜检查可提高对进展期胃癌腹腔种植以及微小肝转移的诊断率，且可同步进行腹腔灌洗液细胞学检查。有研究表明，腹腔镜检查能有效减少不必要的剖腹探查，减少患者的创伤。因此，对肿瘤分期较晚（T3～4 或 N＋）的患者推荐进行腹腔镜检查及腹腔积液细胞学检查是存在明显获益的，尤其是对需要进行新辅助治疗的患者。

胃癌如何进行腹腔镜检查　腹腔镜检查是一项需要全身麻醉的微创手术，目前比较常见的是单孔到三孔的检查方法，其中三孔法在临床应用较多。术者在患者腹壁穿刺打孔，通过腹腔镜对腹腔内的腹膜和器官进行仔细观察，确定有无腹腔内微小转移灶；对于影像学上怀疑侵犯周围器官的胃癌患者，需要在腹腔镜下进一步确认。此外，医生还会收集患者腹腔内的液体（包括腹腔积液或进行腹腔灌洗，即在腹腔内注入生理盐水）进行细胞学检查，以便进一步在细胞学水平确定有无腹腔转移，从而确立更准确的分期，以制订更合理的治疗方案。

腹腔镜检查有危险吗 对于正规的医疗机构和经验丰富的医生来说，腹腔镜检查是非常安全的，较少见的并发症为穿刺孔出血及皮下气肿，极少发生脏器损伤。

病理及免疫组化检测技术

为什么要做病理诊断 胃镜是诊断胃癌的重要检查手段，而病理诊断是明确胃癌诊断的"金标准"。

胃镜活检标本的病理诊断：内镜医生在胃镜直视下对胃溃疡、胃黏膜隆起、僵硬等可疑组织进行活检，病理医生则根据活检组织的组织学形态明确胃部病变的良恶性（必要时加做免疫组化检测），出具胃镜活检组织病理诊断报告。临床医生根据报告制订相应的治疗方案。

胃癌根治术标本的病理诊断：病理医生对胃癌根治术标本中的肿瘤、切缘以及淋巴结进行取材，根据肿瘤的组织学形态明确胃癌的类型，根据肿瘤的侵犯深度明确胃癌的病理 T 分

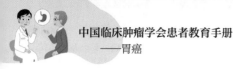

期，同时观察淋巴结是否发生转移以明确胃癌的病理 N 分期，评估神经侵犯、脉管癌栓等肿瘤侵袭转移危险因素以及标本切缘是否干净，并出具胃癌根治术标本的病理诊断报告。临床医生根据报告评估肿瘤的分期、转移 / 复发风险，并结合其他检查结果制订术后治疗方案。

哪些情况需要进行病理会诊 病理诊断是肿瘤最可靠的诊断依据，只有精准的病理诊断，才能有后续精准的临床治疗。病理会诊是病理科常规工作之一，可以提高病理诊断的质量，帮助临床医生制订更加精准的治疗方案。出现以下情况往往需要进行病理会诊。

疑难病例： 病情复杂，诊断疑难的病例，需要通过病理会诊征询更多意见，以明确病理诊断。

标本存在局限性： 活检标本较小，可供诊断的组织数量有限，如胃镜活检标本；组织标本因术中钳夹、电灼等造成损伤，导致诊断组织质量欠佳。上述两种情况均会给病理诊断带来困难，为充分利用组织样本，明确诊断，可进行病理会诊。

病理诊断有争议的病例： 对于目前病理诊断标准还存在争议的肿瘤，不同病理医生之间会有不同的诊断意见，针对这种情况可进行病理会诊。

为什么不能马上拿到病理报告 从标本送达病理科至病理科出具病理报告，需要经历以下过程。

标本固定： 病理科收到标本后，会及时使用 10% 中性福尔马林固定标本，防止组织自溶。

标本取材：标本经过 12 ～ 24 小时的固定后，病理医生将对标本进行取材，从手术标本中切取胃癌组织、标本各切缘以及各组淋巴结，并将组织切成约 2cm×2cm×0.3cm 的组织块，放在包埋盒中。

蜡块制作：装有组织的包埋盒将被放入自动脱水机中，经过一夜的脱水处理后由技术员将脱水后的组织用石蜡进行包埋。

切片制作：技术员将蜡块切成 3μm 厚的白片，贴在载玻片上，并进行苏木精伊红染色，以便病理医生在显微镜下观察组织学形态。

阅片并出具报告：病理医生可以根据苏木精伊红染色切片对部分病例作出病理诊断，还有部分病例需要结合免疫组化和 / 或分子检测才能得出最终的病理诊断。一份病理报告需要经过初诊医生和复诊医生"双诊双签"才能出具。

确诊胃癌后需要进行哪些免疫组化检测

免疫组化检测可以用于明确胃癌类型，完善病理诊断，更为重要的是治疗相关免疫标志物的检测可以为临床治疗提供可靠的依据。

HER2：HER2 蛋白是曲妥珠单抗治疗的靶点，胃镜活检标本及胃癌根治术标本均适用于 HER2 的免疫组化检测。HER2 免疫组化检测结果为"＋＋＋"的胃癌患者可以使用曲妥珠单抗治疗；若 HER2 免疫组化检测结果为"＋＋"，则胃癌患者需要进行 HER2 的 FISH 检测以进一步明确 HER2 的状态。

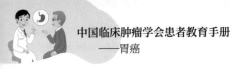

MMR：MMR 是 DNA 错配修复蛋白的缩写，DNA 错配修复蛋白的缺失与胃癌预后、化疗以及免疫治疗效果均具有相关性。可以通过免疫组化检测 MLH1、PMS2、MSH2 和 MSH6 四个 DNA 错配修复蛋白来明确胃癌中 MMR 的状态。在正常组织中，四个 DNA 错配修复蛋白均为阳性，而当其中一个或多个蛋白为阴性时，则说明胃癌存在 DNA 错配修复蛋白缺失。

PD-L1：近年来针对程序性死亡受体（PD-1）及其配体（PD-L1）的免疫检查点抑制剂疗法是胃癌免疫治疗的热点，可以通过免疫组化技术检测胃癌中 PD-L1 的表达来筛选可能从免疫治疗中获益的患者。胃癌组织中 PD-L1 阳性的肿瘤细胞及免疫细胞数量越多，组合阳性评分（combined positive score，CPS）≥ 1 分时，提示患者从免疫治疗中获益的可能性越大。

基因检测技术

为什么胃癌患者需要进行基因检测　胃癌的发生发展受到一系列基因的驱动和调控，基因检测可以从分子层面揭示胃癌的基因特征，精准地对肿瘤进行诊断、预后判断、指导个体化治疗。在胃癌的诊疗过程中，基因检测可以从以下三方面帮助胃癌患者。

指导靶向治疗：通过检测 *HER2*、*NTRK*、*PTK2* 等基因状态，推测胃癌患者是否可以从靶向治疗中获益。

指导免疫治疗：通过检测微卫星不稳定性（MSI）状态、PD-L1 的表达情况、肿瘤基因突变负荷（TMB）等，推测胃癌患者是否可以从免疫治疗中获益。

遗传性治疗筛查： 通过基因检测可以进行遗传筛查，更有效地明确发病原因，并进行后续的疾病管理。

确诊胃癌后需要做哪些基因检测 免疫组化检测是从蛋白水平反映胃癌中异常的蛋白表达，而基因检测是从基因水平认识胃癌的发生发展，以下基因检测对于胃癌治疗方案的选择及预后判断发挥了重要作用。

HER2 的 FISH 检测： HER2 免疫组化检测结果是"＋＋＋"，则认为是 HER2 阳性，可以采用靶向治疗，但对于阳性强度和范围为"＋＋"的胃癌组织，则需要进行 FISH 检测以进一步明确 *HER2* 基因水平的扩增状态。如果 FISH 检测结果显示 *HER2* 基因是扩增的，即使 HER2 免疫组化检测结果是"＋＋"，患者依然可以采用靶向治疗。

微卫星不稳定性检测： 微卫星不稳定性是指与正常组织相比，胃癌细胞 DNA 中碱基微卫星长度的变化，无基因位点不稳定为微卫星稳定（MSS），1 个基因位点不稳定则为微卫星低度不稳定（MSI-L），而 2 个或更多基因位点不稳定则为微卫星高度不稳定（MSI-H）。其发生是由于 DNA 错配修复蛋白（MMR）表达缺失造成的，因此微卫星高度不稳定性（MSI-H）与 DNA 错配修复蛋白表达缺失（dMMR）的一致性高达 90% 以上，且临床意义也与 dMMR 一致。

EBER 检测： EB 病毒感染不仅与鼻咽癌、

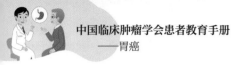

部分类型淋巴瘤相关，我国 EB 病毒相关胃癌的比例为 4.1%，EB 病毒编码 RNA 的原位杂交技术（EBER-ISH）被认为是目前诊断 EB 病毒相关胃癌的金标准。该特殊类型的胃癌有特殊的临床生物学行为，对于免疫治疗较为敏感，因此 EBER 检测已经成为胃癌常规分子检测项目。

第二代测序技术（NGS）：是高通量基因测序技术，能在单次检测中快速、准确、高通量地检测大量基因改变，为胃癌的精准治疗提供依据。肿瘤组织及外周血有核细胞均可采用第二代测序技术进行检测，单次检测可以得到与肿瘤发生相关的基因突变、融合、拷贝数改变等情况，以及肿瘤突变负荷、微卫星不稳定性、DNA 甲基化状态，以指导治疗，同时可以用于筛选潜在的胃癌治疗靶点。

为什么部分胃癌患者进行基因检测时还需要抽取外周血　人体外周血有核细胞 DNA 中存在胚系基因信息，可以进行遗传相关性肿瘤的筛查。对于遗传相关性肿瘤而言，患者外周血有核细胞中遗传信息的改变与肿瘤组织中遗传信息的改变是一致的；散发性肿瘤则不同，与肿瘤组织中遗传信息相比，患者外周血有核细胞中遗传信息是相对正常的。

筛查遗传相关性肿瘤：1%～3% 的胃癌是由胚系基因改变所致，具有明确的遗传性。遗传性胃癌、Lynch 综合征以及家族性腺瘤性息肉病（FAP）等均可引起遗传相关性胃癌。对于具有遗传倾向的胃癌患者，建议通过检测外周血中胚系基因改变以进一步明确是否为遗传相关性胃癌，同时可以采用这种方法对高风险人群进行监测和管理。

作为基因检测的对照：对于散发性胃癌患者，外周血有核细胞的遗传信息可以作为基因检测的正常对照，如微卫星不稳定性（MSI）检测，同时提取患者肿瘤组织和对照组织DNA（外周血有核细胞中的DNA），检测基因位点的扩增，与正常对照组织进行比较后才能明确基因位点是否存在不稳定性。

基因检测贵不贵　基因检测价格一般取决于需要检测项目的数量，检测数量越多，价格越高，如第二代测序技术，全基因检测是最贵的，但如果只检测其中一部分基因改变，价格就会相对低一些。通过第一代测序技术检测1～3个基因改变的价格通常是几千元，而通过第二代测序技术检测几十个基因甚至全部基因通常需要 8 000 ～ 20 000 元。

胃癌复发/转移后需要重复进行基因检测吗　肿瘤组织内的基因状态并不是一成不变的，肿瘤内部环境的改变会影响基因的状态，各种治疗手段也会导致基因发生不同形式的改变。如针对 HER2 基因扩增的靶向治疗，靶向药物会特异性地攻击 HER2 基因存在扩增的肿瘤细胞，在靶向治疗一段时间之后，当无 HER2 基因扩增的肿瘤细胞数量增多或者肿瘤细胞发生了其他基因改变时，肿瘤则对当前使用的靶向药产生耐药，临床表现为肿瘤复发或者转移。因此在肿瘤复发/转移时，需要酌情考虑再次活检复发/转移后的肿瘤组织，再次进行基因检测，以获得更精准的治疗信息，尝试使用新的治疗方案。

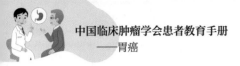

胃癌的诊断流程

医生对患者进行病史采集
包括症状描述、体格检查、既往病史及家族史等信息

开具相应
检查单

初步定性检查项目
普通胃镜及活检

详细分期检查项目
超声内镜、胸部 CT、腹部增强 CT、选择性腹腔镜探查等

病理报告
**包括病理分型、初步有助于治疗决策的相关免疫组化
及基因检测等**

进行初步临床分期

上述信息
综合

作出综合治疗决策
包括手术治疗、化疗、放疗、靶向治疗及免疫治疗等

胃癌的遗传情况

哪些胃癌会遗传

大多数胃癌为散发性，5%～10%的胃癌存在家族聚集现象，1%～3%的患者存在遗传倾向。遗传性胃癌有三种类型，即遗传性弥漫型胃癌、家族性肠型胃癌及胃腺癌、胃近端息肉病。此外，林奇综合征、利-弗劳梅尼综合征、家族性腺瘤性息肉病、多型相关息肉病、黑斑息肉病、青少年息肉病综合征、锯齿状息肉病综合征和遗传性乳腺癌-卵巢癌综合征等遗传性疾病也可合并胃癌。上述遗传性疾病发病率较低，临床较为罕见。

如何进行遗传筛查

遗传性弥漫型胃癌易感基因包括抑癌基因 *CDH1* 突变和 *CTNNA1* 致病性突变。家族性肠型胃癌易感基因尚不明确。胃近端息肉病的筛查主要通过胃镜，内镜下肉眼可见胃底及胃体布满息肉（直径在 10mm 以下），数量超过 100 个。

对于家族中有 2 例以上胃癌患者，其中至少有 1 例为弥漫型胃癌患者；或者家族中至少有 1 例弥漫型胃癌患者，且至少有 1 例浸润性小叶乳腺癌患者，年龄 < 70 岁；或者家族中至少有 2 例浸润性小叶乳腺癌患者且年龄均 < 50 岁，建议进行弥漫型胃癌家族基因检测。

就个人而言，< 50 岁的弥漫型胃癌患者、有唇腭裂个人史或家族史的任何年龄的弥漫型胃癌患者、< 70 岁同时患有弥漫型胃癌和浸润性小叶乳腺癌的患者、< 70 岁的双侧

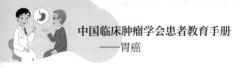
浸润性小叶乳腺癌患者、< 50 岁的胃印戒细胞癌患者，建议进行弥漫型胃癌基因检测。

🔖 有遗传风险的人群如何进行风险防控

对于 18 ~ 40 岁携带 *CDH1* 致病突变基因的患者，建议进行预防性全胃切除；每 6 ~ 12 个月进行一次胃镜检查，包括多个位点的随机活检；女性患者则建议从 30 岁开始每年进行乳房磁共振检查。

林奇综合征基因携带者，后代家族成员可考虑进行上消化道内镜及十二指肠内镜检查。青少年息肉病综合征基因携带者建议在 15 岁后进行上消化道内镜筛查，若发现息肉，则每年复查；若未发现息肉，则每 2 ~ 3 年复查。

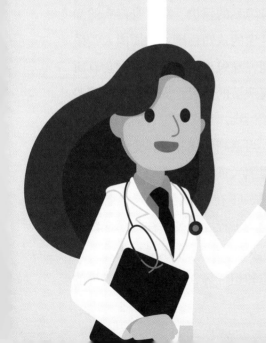

第四章

胃癌的治疗

如何与医生沟通

肿瘤患者由于病程较长，病历材料较多，因此在每次就诊前或者与医生沟通前都需要将既往病史材料，包括历次出院小结、病理结果、影像资料等整理好，携带至医院以方便医生全面掌握患者的病史材料并进行详细分析。如果有时间，可以将治疗过程按照时间顺序进行梳理，以方便医生更加高效地获取信息。

患者需要根据实际情况与医生进行充分沟通，沟通内容包括治疗方案的有效性、不良反应、患者对生活质量的需求、家庭经济承受能力等。

如何向周围人介绍自己的病情

由于每位患者的实际情况不同，因此在向周围人介绍自己的病情时，会出现信息量的不同。患者对自身隐私的保护、对自身疾病的知晓程度、对于肿瘤的认知程度、对周围人关爱的需求程度不同，导致患者介绍病情时会有所差别。对于隐瞒病情的患者，周围人应尽量避免在患者周围探讨疾病相关话题；对于看重自身隐私的患者，当遇到疾病相关讨论时可转移话题，或仅对周围人进行简要介绍，如"胃肠功能有些许问题，正在积极治疗中"；若患者对周围人的关爱需求程度较高，往往会详细描述自己的病情、在治疗过程中承受的痛苦、自己对疾病的焦虑和担忧等，而参与病情讨论的人应适当表现出对患者的理解和关爱，使其获得心理慰藉。当然，如果出现病情变化，患者应该积极与医生沟通，以获得专业帮助。

胃癌的治疗原则

胃癌的治疗原则依据是否有转移、是否可手术、术后分期、患者体力状况而不同。对于非转移性胃癌，可考虑进行内镜下切除术（Ⅰ期胃癌患者）或者胃切除术。术后分期为Ⅱ~Ⅲ期的胃癌患者需要根据体力状况进行辅助化疗。对于手术前影像学分期较晚，不适合直接进行手术切除的患者，可行术前新辅助化疗，再次评估后行胃切除术，并推荐进行术后辅助化疗。对于Ⅳ期不可手术切除的胃癌患者，应通过多学科讨论制订个体化治疗方案。此外，晚期胃癌患者可进行分子检测、病理检查以选择适合的靶向治疗。

术后复发/转移患者的治疗目标

对于术后复发/转移的患者，需要根据肿瘤的复发部位、转移灶多少、术后辅助治疗情况、患者体力状况等确定治疗目标。

若患者术后复发/转移仅为某一器官的单一病灶，需要与外科或者射频、介入、放疗等科室医生讨论，明确是否可再次切除或进行局部治疗，争取达到无瘤状态（NED）。

若转移灶较多，无法达到无瘤状态，则以姑息化疗为主，可根据实际情况联合局部治疗（射频消融、介入、放疗等），争取控制病情或使肿瘤退缩。

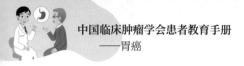

若肿瘤广泛转移，患者体力状况较差，不能耐受积极抗肿瘤治疗，治疗目标则应以缓解症状、改善生活质量为主。

胃癌患者 5 年生存情况

胃癌患者的生存和预后与肿瘤病理分期有关。依据美国国家癌症数据库（NCDB）数据，Ⅰ期胃癌患者 5 年生存率为 56.7%，中位生存时间为 84.93 个月；Ⅱa 期胃癌患者 5 年生存率为 47.3%，中位生存时间为 46.06 个月；Ⅱb 期胃癌患者 5 年生存率为 33.1%，中位生存时间为 23.82 个月；Ⅲ期胃癌患者 5 年生存率为 25.9%，中位生存时间为 19.12 个月；Ⅳ期胃癌患者预后最差，5 年生存率为 5%，中位生存时间为 6.24 个月。

接受根治术或者姑息性手术的患者，5 年生存率明显改善。依据日本 Shizuoka 癌症中心数据，进行根治术或者姑息性手术，Ⅰ期胃癌患者 5 年生存率为 90.2%，Ⅱa 期胃癌患者为 75.2%，而目前这两种分期的胃癌患者中位生存时间尚未达到；Ⅱb 期胃癌患者 5 年生存率为 59.3%，中位生存时间为 98.73 个月；Ⅲ期胃癌患者 5 年生存率为 43.4%，中位生存时间为 45.07 个月；Ⅳ期胃癌患者 5 年生存率为 14.1%，中位生存时间为 13.3 个月。

胃癌的治疗方法及注意事项

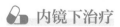 内镜下治疗

随着内镜技术的发展，在内镜下黏膜切除术（endoscopic mucosal resection，EMR）的基

础上发展出内镜黏膜下剥离术（endoscopic submucosal dissection，ESD）。ESD 逐渐成为内镜下切除早期胃癌的标准方法之一。

ESD 与传统外科手术相比有什么不同

ESD 需要根据病变的部位、大小和浸润深度选择适用的特殊电切刀，在内镜下逐渐分离黏膜层与固有肌层之间的组织，最后将病变黏膜及黏膜下层完整剥离。与传统外科手术相比，ESD 创伤小，且保留了胃的完整性、维持了胃的正常功能，可明显减轻患者的痛苦，显著提高患者术后的生活质量；ESD 手术时间短、术后恢复快、住院时间短、并发症发生率低，从而降低了患者的住院费用，充分提高了医疗资源的利用率，可显著减轻患者的经济负担。多项指南和共识均推荐 ESD 为早期胃癌的首选

治疗方式，特别是对于老年患者，或者伴有糖尿病、高血压、冠心病等多种慢性病的患者，ESD 的优势可以得到充分体现。

由于内镜治疗无法做到淋巴结清扫，对于一些淋巴结转移风险偏高（肿瘤分化差、黏膜下浸润深度 > 500μm 或脉管浸润等）的早期胃癌患者，内镜治疗不能作为首选治疗方法。此外，内镜治疗后的病理学评估相对传统外科手术应更为严格和准确。标本处理过程标准化、连续切片以及黏膜下层深度的评估是判断内镜治愈性切除治疗早期胃癌效果的重要因素。早期胃癌行内镜治疗后，须密切随访，包括定期的内镜检查和腹部影像学检查，一旦发现复发或转移征象，应立即进行外科补救手术。早期胃癌的内镜治疗需要由内镜医生、病理科医生

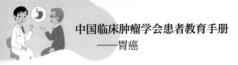

及胃肠外科医生密切配合，才能达到内镜治愈性切除治疗早期胃癌的根本目的。

ESD 治疗早期胃癌的适应证有哪些　随着早期胃癌比例不断升高、老龄化进程加快，高龄胃癌患者群体不断增加，创伤小的内镜下治疗的临床意义日益增加。合理把握内镜切除的适应证非常重要。日本《胃癌治疗指南》第 6 版规定了 ESD 的绝对适应证：①无溃疡的分化型黏膜内癌；②直径 ≤ 3cm，伴有溃疡的分化型黏膜内癌；③直径 ≤ 2cm，无溃疡的未分化型黏膜内癌。

ESD 的相对适应证：①初次 ESD 或 EMR 后判断内镜切除根治度（eCura）为 C1，局部复发后内镜下判断为 cT1a 的病变；②对于高龄或服用抗血栓药治疗的早期胃癌患者。

ESD 术后预后评估　内镜下治疗需要在术前进行严格的评估，要求无淋巴结转移，术后病理学检查需要规范，并有细致的组织学评估，垂直切缘及水平切缘无病变残留，无脉管侵犯，确保无淋巴结转移的风险。日本《胃癌治疗指南》第 5 版对于内镜治疗的根治度作出了明确规定，分为内镜切除根治度 A、内镜切除根治度 B、内镜切除根治度 C1 和 C2。手术后医生将根据不同的根治度对患者进行分层，推荐患者进行随访、再次内镜手术或手术治疗。

内镜切除根治度 A（eCuraA）：肿瘤能整块切除。①无溃疡，不计肿瘤长径，分化型癌占优势，黏膜内癌，水平及垂直切缘阴性，无淋巴管和血管侵犯；②有溃疡，长径 ≤ 3cm 的分化型癌占优势，黏膜内癌，水平及垂直切缘阴性，无淋巴管和血管侵犯。满足上述条件时为根治度 A（eCuraA），如①中未分化型癌长径 > 2cm，则为内镜切除根治度 C2。

内镜切除根治度 B（eCuraB）：肿瘤能整块切除。①无溃疡，长径 ≤ 2cm，未分化型癌占优势，黏膜内癌；②无溃疡，长径 ≤ 3cm，分化型癌占优势，黏膜下层 SM1（距黏膜肌层 < 500μm）。水平及垂直切缘阴性，无淋巴管和血管侵犯。如黏膜下层浸润部有未分化型癌成分，则为内镜切除根治度 C2。

内镜切除根治度 C（eCuraC）：与内镜切除根治度 A、B 不对应时，则为内镜切除根治度 C。①在分化型癌中，满足内镜切除根治度 A 或 B 的其他条件，水平切缘阳性或仅分块切除，则为内镜切除根治度 C1（eCuraC1）。

②与上述内镜根治度 A、B、C1 均不符合，则为内镜切除根治度 C2（eCuraC2）。

符合内镜切除根治度 A、B 的患者可以长期随访观察。符合内镜切除根治度 C1 的患者可以采用局部治疗，如再次行 ESD、内镜下消融，或者行外科手术治疗，也可以采取积极随访的办法。符合内镜切除根治度 C2 的患者病理提示淋巴结转移风险高，建议行外科手术补救治疗。值得关注的是，内镜切除根治度 C 的患者在选择是否追加手术及手术时机的掌控方面尚存在争论，需要与患者充分沟通后确定下一步的治疗方式。

手术治疗

手术治疗在胃癌综合治疗中的地位如何
作为一种实体肿瘤，基于目前可获得的治疗证

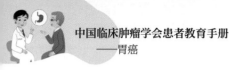

据，手术治疗是胃癌患者获得治愈的关键，也就是通过合理规范的外科手术治疗胃癌患者才能达到治愈的目的。许多患者因害怕或误解手术而错过最佳手术时机，导致无法获得治愈的机会，这是非常令人惋惜的。

胃癌的手术类型有哪些　手术治疗对于不同分期的胃癌患者都有重要的作用。根据不同目的，胃癌手术可以分为以下类型。

根治性手术：适用于原发病灶可以彻底切除、淋巴结转移不超过第二站、无远处转移的早期及进展期胃癌患者，包括根治性切除原发灶和局部淋巴结清扫。原发灶的根治性切除是指原发病灶连同距离病灶 5cm 的正常胃组织以及大小网膜等结构整块完整切除，对于原发灶的切除应达到肉眼及术后病理检查均无肿瘤

组织残留的标准。

对于胃癌浸润至周围脏器的局部晚期患者，若淋巴结转移局限在第二站以内，在排除远处转移的情况下，联合脏器切除术是可行的。但由于此类患者的病情已属于晚期，预后较差，联合脏器切除术对患者的损伤和生理干扰较大，故目前多倾向于先行术前新辅助治疗，达到局部缓解后再行手术切除。

转化手术：近年来，在晚期胃癌药物治疗取得良好效果的背景下，转化手术应运而生。对于大多数晚期胃癌患者来说，手术治疗并不是最好的治疗方法，有研究表明，单纯姑息手术切除并不能有效改善患者的生存。但是随着药物治疗效果不断提高，一些晚期胃癌患者在药物治疗后可以获得很好的疗效，经过多学科

诊疗团队的评估，手术可以彻底清除体内的病灶，这部分患者有可能获得长期无瘤生存甚至治愈的机会。但是这种患者的手术选择必须在多学科诊疗团队的指导下完成。

姑息手术：虽然手术治疗并不是晚期胃癌的主要治疗手段，但是对于一部分患者来说，手术治疗仍然具有很大的价值。一般而言，姑息手术的主要目的包括：①减轻患者的肿瘤负荷，如卵巢转移瘤切除；②缓解肿瘤引起的症状，如幽门梗阻、消化道出血、疼痛或营养不良。姑息手术的主要方式包括：①姑息性切除；②短路手术，如胃空肠吻合术；③营养造口，如空肠造口术。

需要注意的是，由于晚期胃癌患者的体力状态较差、疾病进展速度较快，接受手术治疗的难度和危险性会有所增加，因此应该谨慎选择，最好由多学科诊疗团队评估手术的可行性和潜在风险。

手术治疗中的淋巴结清扫有什么价值　淋巴结清扫是影响胃癌手术效果的重要因素。胃癌是一种非常容易发生淋巴转移的疾病，只有彻底清除这些淋巴结，才能根除肿瘤。根据清除淋巴结站数的不同，手术可分为 D1、D2 及 D2 ＋，分别表示全部清除第一站淋巴结、全部清除第一站和第二站淋巴结以及部分或全部清除第二站以外的区域淋巴结。D2 手术是指根治性胃大部或全胃切除并清除全部第一站和第二站淋巴结，目前 D2 手术已经被广泛接受作为进展期胃癌的规范手术。为了获得准确的病理分期，切除的淋巴结不应少于 16 枚。

不同部位胃癌的手术方式有什么区别　胃癌依据部位的不同可分为食管胃结合部癌（近端胃癌）、胃体癌、胃窦幽门管癌（远端胃癌）、全胃癌（皮革胃）。部位不同，手术方式也不同。医生会根据肿瘤的部位和大小，在彻底清除原发灶和淋巴结的前提下，结合患者的个体情况（如年龄、身体状况、胃的大小）确定胃的切除范围，如胃窦癌一般需要切除胃的中下 2/3，胃体癌多数需要进行全胃切除。

胃切除后需要考虑的问题是如何重建消化道，以保证其延续性和功能的恢复。不同的胃切除方法应采用不同的消化道重建方法，需要医生根据患者的具体情况评估、选择。

腹腔镜手术比传统开腹手术更具优势吗　胃癌的腹腔镜手术是近 20 年来发展起来的新技术，目前已有大型临床研究结果显示，腹腔镜手术治疗早期胃癌和进展期胃癌可以达到与传统开腹手术同等的疗效，并具有创伤小、恢复快等优势。但是医生对腹腔镜手术的学习周期比较长，因此希望进行腹腔镜手术的患者应选择经验丰富的医疗中心和医生。

胃癌手术后患者可以恢复正常饮食吗　胃癌手术后患者可以恢复正常饮食，但是由于消化道结构的改变，不同患者恢复正常饮食的时间会有很大差别。一般来说，患者术后需要逐渐从流质饮食过渡到正常饮食，其中需要医生根据患者的恢复情况进行个体化指导。另外，手术前的饮食习惯并不一定适合术后情况，所以要在医生的指导下总结出合适患者个人的饮食习惯。

胃癌手术治疗效果如何　　胃癌手术治疗的效果主要受分期、手术质量、综合治疗完成情况、年龄等因素的影响。有数据显示，Ⅰ、Ⅱ、Ⅲ期胃癌术后的 5 年生存率分别为 90% ~ 95%、70% ~ 80%、50% 左右，良好的手术质量及合理且充分的围手术期治疗有助于提高疗效。

化疗

胃癌化疗可以分为几类　　根据治疗对象和治疗目的的不同，胃癌化疗可分为以下四类。

姑息化疗：即针对无法手术切除的晚期胃癌患者，通过化疗延长患者的带瘤生存时间，提高患者的生活质量，减轻肿瘤引发的症状，但无法达到治愈的目的。

辅助化疗：即针对已经接受根治性手术且存在高复发转移风险的早中期胃癌患者，术后给予全身化疗来杀灭潜在的肿瘤细胞，以减少疾病复发 / 转移的可能性，提高治愈机会。

新辅助化疗：即针对初诊未发生远处转移，外科评估可切除或潜在可切除但术后复发概率大的中期胃癌患者，手术前先给予全身化疗，以期缩小可见肿瘤，从而提高肿瘤切除的完整性；杀灭潜在不可见病灶，从而减少复发 / 转移的可能性；明确肿瘤对化疗的敏感性，从而指导术后化疗方案的选择。

转化化疗：针对初诊外科评估不可手术切除，但肿瘤病灶相对局限，化疗使肿瘤缩小后存在切除可能的患者，转化化疗的目的是快速缩小肿瘤，往往治疗强度较大。

胃癌的化疗途径有哪些　　根据用药途径，

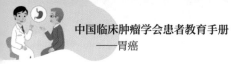

化疗主要分为口服化疗、静脉化疗、腹腔灌注化疗或腹腔热灌注化疗以及动脉灌注化疗。口服和静脉化疗又被称为全身或系统性化疗，多采用两种或三种药物组合的方案，化疗药物经血液循环可到达身体各器官产生治疗效果，是胃癌化疗最基本、最重要的方式。腹腔灌注化疗和动脉灌注化疗又被称为局部化疗，是针对特定转移部位，如腹膜转移、肿瘤引起的腹腔积液或体积较大的肝转移，通过特殊微创设备和手段来提高局部化疗药物的剂量和浓度，以期提高局部肿瘤控制效果。晚期肿瘤是一种全身播散性恶性疾病，仅控制局部肿瘤难以延长患者的生存时间，因此局部化疗通常需要与全身化疗联合运用。

哪些患者适合化疗 从疾病角度考虑，晚期不可手术切除的胃癌患者或接受手术后存在高复发/转移风险的胃癌患者均建议接受化疗。从治疗安全角度考虑，接受化疗的患者主要器官（如骨髓、肝、肾、心脏）功能和全身体力状况应相对良好，且对化疗的利弊有充分的知晓。

存在以下情况的患者不适合化疗：意识不清、严重器官功能不全、严重的急性感染、未控制的慢性感染（如肝炎、结核）、未控制的大出血、脏器穿孔或梗阻、既往主要基础疾病未控制（如糖尿病、心肌梗死、脑梗死等）、生命体征不稳定、怀孕以及由主诊医生评估具有不适合化疗的其他医疗情况。

医生如何确定胃癌化疗的方案和疗程 主诊医生或多学科诊疗团队会根据患者个体的疾

病分期、器官功能与体力营养状态、治疗意愿等先确定治疗目的，进而选择相应的、科学合理的化疗方案。被国际、国内胃癌诊疗规范及指南推荐的化疗方案及组合通常是基于大量临床研究结果证实其安全有效的，并不是随意的药物组合。

胃癌的化疗药物主要包括氟尿嘧啶类（5-氟尿嘧啶、卡培他滨、替吉奥）、铂类（奥沙利铂、卡铂）、紫杉类（紫杉醇、多西紫杉醇、白蛋白紫杉醇）、伊立替康等。

姑息化疗：初次治疗也被称为一线治疗，通常为两药，即氟尿嘧啶类联合铂类；身体条件较好且肿瘤较大的中青年患者可考虑三药组合（联合紫杉类），部分患者可将化疗与靶向治疗或免疫治疗联合使用。每 6～8 周行 CT 或 MRI 检查评估肿瘤是否被控制，如果患者在接受一线治疗后出现疾病进展，则进入二线、三线治疗，如更换为紫杉类、伊立替康等药物化疗。

辅助化疗：基于国际大样本研究结果，标准方案为氟尿嘧啶联合铂类治疗半年，或替吉奥联合多西紫杉醇。分期较早或年龄较大、体力状况较差的患者可以选择单用口服化疗药替吉奥治疗 1 年。

新辅助化疗或转化化疗：也是两药或三药化疗，有时与靶向治疗或免疫治疗联用。为追求肿瘤短时间快速缩小，通常为多药组合的强力治疗，术前治疗时间一般不超过 3 个月。

如何评估胃癌化疗的疗效　化疗的方式不同，则疗效评估的方法亦不同。

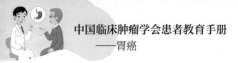

接受姑息化疗、新辅助化疗或转化化疗的患者，体内存在影像学可见的肿瘤病灶，通常要求每 6~8 周进行一次 CT 或 MRI 检查以评估肿瘤变化，获得实际测量的肿瘤大小和治疗前后变化，根据国际通用的 RECIST 评估标准来判断疗效。疗效分为完全缓解、部分缓解、疾病稳定和疾病进展四种。需要强调的是，血清肿瘤标志物不能单独作为判断治疗是否有效和变更治疗方案的指标。

接受术后辅助化疗的患者，身体不存在影像学可见的肿瘤病灶，因此无法短期内评估肿瘤的大小变化，应通过长期复查监测是否出现肿瘤复发。患者完成医生建议的既定辅助化疗方案和疗程，除化疗期间需要监测不良反应外，一般只要每半年复查 CT、血清肿瘤标志物等即可，无须过于频繁地进行影像学检查。

 靶向治疗

什么是胃癌的靶向治疗 肿瘤细胞中存在着导致正常细胞变为肿瘤细胞且无序无限制生长、播散的主要生物分子（基因突变或异常蛋白）特征，针对这些分子特征（靶点）设计的治疗药物可以相对特异地抑制肿瘤细胞的生长和转移，因此被形象地称为分子靶向治疗。理想的靶向治疗应精准杀灭肿瘤细胞，不伤害正常细胞，达到"高效无毒"的目的。不过绝大多数肿瘤包括胃癌被发现有几个至几百个基因参与其中，针对某一个或某几个基因的靶向药物难以完全抑制肿瘤，科学家和医学家仍在坚持不懈地探寻最重要的肿瘤基因异常和更有效的靶向药物。此外，目前发现的大多数肿瘤基因或多或少在一些正常器官和细胞中有所表达，因此靶向药物也存在"脱靶效应"，会引起一些特殊的不良反应。

临床上常用的胃癌靶向药物有哪些　靶向药物从研发到供广大患者使用，通常需要经历数年时间，目前正式被批准用于临床的胃癌靶向药物主要有以下两类，均限用于晚期胃癌患者。

目前获批的胃癌靶向治疗为针对 HER2 靶点的抗体曲妥珠单抗，用于 HER2 阳性晚期胃癌患者的一线治疗。雷莫西尤单抗是靶向 VEGFR2 的单克隆抗体，用于晚期胃癌的二线治疗。阿帕替尼是选择性靶向 VEGFR2 的口服小分子药物，用于晚期胃癌的三线治疗。雷莫西尤单抗与阿帕替尼无须筛选特定靶点。此

外，根据《中国临床肿瘤学会（CSCO）胃癌诊疗指南 2023》，靶向 HER2 的抗体偶联药物维迪西妥单抗也获批用于晚期胃癌的三线治疗。目前在研的针对胃癌的新靶点尚有 Claudin18.2、FGFR、MET 等。

针对 HER2 阳性患者：对于肿瘤组织 HER2 免疫组化检测为"＋＋＋"或"＋＋"且 FISH ＋的不可手术切除的晚期胃癌患者，最早的代表性药物曲妥珠单抗和一线化疗（氟尿嘧啶类联合铂类）联合使用疗效更优，有效率可达 50% ~ 60%，近年来有研究显示在此基础上联合免疫治疗可进一步提高治疗效果。除曲妥珠单抗外，新型的抗 HER2 靶向药物——抗体偶联药物（ADC），是一种将靶向药物与化疗药物"合二为一"的药物，在靶

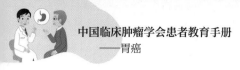

向药物识别和杀伤肿瘤细胞的同时将化疗药物带到肿瘤细胞中，可以强有力地杀灭肿瘤细胞，代表性药物维迪西妥单抗，在经过标准治疗失败的 *HER2* 基因过表达（免疫组化检测为"＋＋＋"或"＋＋"）的晚期胃癌患者后线治疗中可达 30%～45% 的疗效。

针对肿瘤新生血管的抗血管生成靶向药物：肿瘤的生长、播散需要依赖血管提供营养、生长环境和转移通道，抗血管生成靶向药物则通过抑制主要的肿瘤血管相关分子，即血管内皮生长因子（VEGF）或受体来阻断肿瘤血管生成、抑制肿瘤细胞生长。代表性药物有大分子单抗类（雷莫西尤单抗）和小分子酪氨酸激酶抑制剂类（阿帕替尼）。雷莫西尤单抗联合紫杉醇化疗可尝试在胃癌二线治疗中使用。单用阿帕替尼通常难以达到明显缩小肿瘤的目的，但可抑制或减缓肿瘤的生长，目前被批准用于至少两个标准化疗方案失败或不耐受的晚期胃癌患者。

以上靶向药物均尚未被临床研究证实在能手术切除的早中期胃癌患者中可有效减少手术后复发 / 转移。对于标准治疗均无效的患者，积极参加临床试验是获得更早尝试新型靶向药物机会的主要途径。

胃癌靶向治疗前需要做哪些基因检测　不同靶向药物对基因检测的要求不同，并非检测的基因数量越多越好。根据美国 NCCN 指南和中国临床诊治指南，晚期胃癌患者需要进行肿瘤组织 HER2 免疫组化或 *HER2* 基因检测以指导抗 HER2 靶向治疗。抗血管生成类靶向药物无有价值的基因标志物，因此使用前不需要进行基因检测。

对国内外专业指南或诊治规范推荐的常规标准治疗均无效的晚期胃癌患者，基于"异病同治"的诊治思路，可以考虑扩大基因检测范围，寻找潜在有药物可治疗的特殊基因突变，但这往往是小概率事件，需要个体化平衡性价比并考虑检测的准确性。

靶向治疗能否替代化疗 因恐惧化疗的不良反应，部分胃癌患者希望仅行靶向治疗。事实上，目前获批的胃癌靶向药物虽不良反应总体低于化疗，但疗效与化疗相比还有相当的差距，尤其是在初治晚期胃癌患者中化疗的疗效接近50%，尚无一款靶向药物能够达到这种疗效。目前仅阿帕替尼或雷莫西尤单抗可单独应用于常规化疗失败的晚期胃癌患者的后线治疗。值得期待的是，一些小规模的临床研究正在尝试"去化疗模式"的靶向治疗联合免疫治疗的组合方案。

 免疫治疗

什么是肿瘤免疫治疗 肿瘤的发生与人机体免疫功能失衡密切相关，肿瘤细胞通过免疫逃避机制来躲避人体免疫系统的监控，抑制免疫细胞对肿瘤细胞的识别和杀伤。肿瘤免疫治疗正是通过激活人体内免疫系统或使免疫功能正常化，从而重新唤醒免疫细胞识别肿瘤细胞并起到杀伤或抑制的作用。免疫治疗正逐渐成为未来肿瘤治疗的发展方向，被称为继手术、放疗和化疗之后的第四大肿瘤治疗技术。肿瘤免疫治疗经过数十年的发展，有很多种类，包

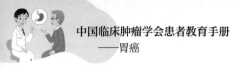

括免疫细胞因子、免疫检查点抑制剂、过继性免疫细胞治疗、肿瘤疫苗等，目前应用较为成功的是免疫检查点抑制剂和CAR-T细胞治疗。

胃癌的免疫治疗药物有哪些 胃癌免疫治疗主要是以PD-1为靶点的免疫检查点抑制剂，包括Nivolumab（俗称"O药"）联合化疗用于晚期胃癌的一线治疗，以及国产药物信迪利单抗联合化疗。Pembrolizumab（俗称"K药"）以及Nivolumab可以用于PD-L1阳性的晚期胃癌的三线治疗。其他的PD-1单抗，如替雷利珠单抗在晚期胃癌的一线治疗中也能取得一定效果，未来有望获批。另外一种靶向CTLA-4的免疫检查点抑制剂Ipilimumab（俗称"Y药"）正在开展胃癌相关临床研究。

哪些胃癌患者可以从免疫治疗中获益 免疫治疗是继胃癌手术治疗、化疗、放疗、靶向治疗后新的治疗手段，通过调节人体自身免疫系统，实现治疗胃癌的目的。目前免疫检查点抑制剂是胃癌免疫治疗的主要手段，有的患者用了之后可以药到病除，而有的患者则疗效欠佳，那么哪些患者适合接受免疫治疗呢？

经过免疫组化检测或基因检测，存在错配修复蛋白缺陷（dMMR）或有微卫星高度不稳定性（MSI-H）的胃癌患者适合接受免疫治疗。

在胃癌组织中，肿瘤细胞和免疫细胞PD-L1组合阳性评分≥1分的胃癌患者适合接受免疫治疗。

EB病毒阳性的胃癌患者，即胃癌组织中可以检测到EB病毒的患者适合接受免疫治疗。

肿瘤基因突变负荷（TMB）较高的胃癌患者适合接受免疫治疗。

什么是免疫检查点抑制剂，在胃癌治疗中的地位如何 免疫检查点是正常机体免疫平衡中为避免免疫细胞对自身细胞过度攻击的一类抑制免疫分子，类似在免疫细胞上安装的"刹车"，免疫检查点的激活是肿瘤免疫逃避的关键机制之一，肿瘤细胞会表达一些物质来激活免疫检查点，相当于重重踩下了起主要杀伤作用的免疫 T 细胞的"刹车"，抑制了机体的免疫功能。

免疫检查点抑制剂的分类： 免疫检查点抑制剂主要分为两类，即 CTLA-4 抑制剂和 PD-1/PD-L1 抑制剂，目前有包括纳武利尤单抗在内的多种 PD-1/PD-L1 单抗获批用于晚期胃癌的治疗。研究表明，在晚期胃癌的一线治疗中免疫检查点抑制剂（ICIs）联合化疗的疗效优于单纯化疗。

哪些指标可以预测免疫检查点抑制剂的疗效： 免疫治疗并非对所有肿瘤患者都有效，医患都希望通过一些指标或分子标志物检测来协助预测患者对免疫治疗的效果，不过至今尚无理想的分子标志物，因此胃癌免疫治疗前并没有必须检测的生物标志物。有大量研究在探索上述分子标志物，现有研究结果提示具有以下特征的胃癌患者，免疫治疗可能对其更有效：微卫星高度不稳定性（MSI-H）胃癌患者、EB病毒感染相关性胃癌患者、肿瘤组织 PD-L1 表达阳性的胃癌患者、肿瘤基因突变负荷高的胃癌患者等，这些单一或组合指标是否有足够

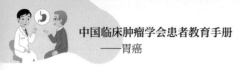

的临床价值还需要更多的研究来验证。

哪些患者因安全风险不适合接受免疫检查点抑制剂治疗 以下胃癌患者接受免疫检查点抑制剂治疗存在较高的安全风险或无相关数据支持其安全性：对单克隆抗体过敏者；器官移植者；有自身免疫性疾病且未控制者；有原发免疫缺陷性疾病或人类免疫缺陷病毒（HIV）感染史者；肝肾功能严重异常者；心功能不全者；有持续存在的间质性肺炎者；未控制的严重感染或活动性结核等。免疫检查点抑制剂治疗在 18 岁以下人群及妊娠期女性中缺乏相关安全性数据。

 放疗

什么是放疗 放疗是放射治疗的简称，是利用放射线来治疗肿瘤的办法。放射线包括 α 射线、β 射线、γ 射线以及各类 X 射线，还包括电子线、质子束等由加速器产生的射线。目前放疗技术发展迅速，是肿瘤综合治疗的主要手段之一。

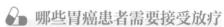 **哪些胃癌患者需要接受放疗**

手术前可能应用放疗的情况：①经过多学科会诊考虑为局部晚期食管胃结合部癌（初步临床分期考虑为 T3、T4 和 / 或合并局部区域淋巴结转移的食管胃结合部癌），且明确无远处转移的患者，可以接受术前同步放化疗；②综合评估完整切除存在困难的局部晚期胃癌或食管胃结合部癌，且明确无远处转移的患者，推荐接受同步放化疗，治疗后争取手术机会；③拒绝接受手术治疗或因内科疾病原因不能耐受手术治疗的胃癌患者，推荐接受同步放化疗。

手术后可能应用放疗的情况：①非根治性切除、有肿瘤肉眼残存，或切缘阳性且明确无远处转移的胃癌患者，推荐接受术后放疗；②因各种原因考虑可能存在手术清扫范围不够，如 D1/D1 + 术后病理提示 T3、T4 和 / 或淋巴结转移的胃癌患者，推荐接受术后同步放化疗；③胃癌复发患者，如果无法再次手术且未曾接受过放疗，身体状况允许，可考虑同步放化疗，治疗后评估疗效，争取再次手术。

晚期胃癌患者出现哪些情况可考虑接受放疗：①合并远处转移，原发灶存在出血、梗阻或疼痛症状的患者，经综合评估后可考虑接受原发灶姑息性放疗，可以帮助患者提高生活质量，改善一般状况；②存在引起局部症状的转移病灶，如骨转移、脑转移患者，可根据病变大小、位置及耐受程度，接受以缓解症状为目的的转移灶姑息放疗。

胃癌放疗期间需要注意哪些问题

1. 为了尽量减少由于内脏位置变化带来的放疗靶区差异，患者应该牢记放疗定位前的进食及饮水情况，每次放疗前尽量保持相同的状态。

2. 放疗前、放疗中及放疗后，患者需要定期称体重，注意营养支持治疗。

3. 患者应注意保护好医生在身体上做的标记线，尽量保持标记线清晰，定期找医生补画标记线。

4. 患者出现恶心、呕吐、食欲下降、腹痛等症状时，应及时找医生处理。

5. 胃癌单纯放疗对骨髓功能影响相对较

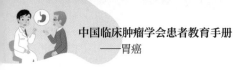

小，但目前多采用综合治疗措施，很多患者在放疗前进行化疗或放疗期间同步化疗，放疗期间需要注意白细胞、血小板等骨髓功能的检查，常规推荐每周进行血常规等实验室检查。

6. 患者无须担心放疗后身体带有辐射的问题。目前胃癌放疗常规采用的是加速器产生的射线，出了治疗室，患者自身对于周围环境及家人都是安全的，无须防护。

7. 如果患者接受了特殊的粒子置入治疗，需要向医生详细咨询自身及家人的防护问题。

细胞治疗技术在胃癌中应用情况如何

针对胃癌，潜力较大的细胞治疗为靶向Claudin18.2 的 CAR-T 细胞治疗技术，部分药物已经取得了较好的前期效果。其他细胞治疗

技术，如针对 NK 细胞、超级循环 T 淋巴细胞（sTIL）的临床研究正在开展。

并发症和不良反应的管理

手术治疗相关并发症

手术是一种侵入性的治疗方式，会改变人体原有的结构，切除器官造成的损伤是并发症发生的根本原因。首先要正确看待并发症的发生，由于目前的治疗方法，都来自以往类似患者的治疗过程，因此对于某些特殊个体来说，并发症确实难以防范。因此，患者应该在手术之前向医生充分了解这些情况。胃癌的手术并发症按照出现的时间顺序可以分为近期并发症和远期并发症。

近期并发症 多出现在手术后的 1 个月

内，按照病理生理特征可以分为以下几种：①消化道完整性破坏：如十二指肠残端瘘、吻合口瘘；②消化道功能异常：如术后早期肠梗阻、吻合口狭窄、胃瘫；③异常出血：如术后消化道出血、腹腔出血、切口出血；④感染：如腹腔感染、消化道感染、呼吸系统感染、泌尿系统感染、败血症、切口感染；⑤其他并发症：如老年患者出现麻醉后谵妄、术中及术后发生的心脑血管意外。

近期并发症与手术操作、机体的应激反应密切相关，在这些并发症的管理中应该注意以下几点。

做好预防措施：患者在手术之前应该与医生充分沟通，如实、详尽地反映病情，尤其是既往病史和现在仍在接受的治疗，如吸烟史、吸毒史、心脏血管意外史、消化道出血史、长期口服的抗凝药以及是否有甲状腺功能减退并在治疗中，让医生能够对患者的整个状况作出准确评估。患者应同时向医生充分了解手术前的注意事项，如饮食改变、呼吸功能锻炼，做好配合，调整好心态面对手术治疗。

做好术后的病情观察和反馈：患者应该与医生充分沟通术后的情况和不适，对医生交代的术后注意事项，包括定时翻身活动、主动排痰等要认真配合，很多并发症在早期发现的时候经过积极处理往往会取得很好的效果，患者有可能避免承受更多的痛苦和医疗花费。

充分了解并发症的相关信息：患者应该向医生充分了解目前的并发症情况、可能出现的危险和后续的治疗方法以及可能的预后情况，

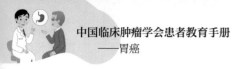

切忌一旦出现并发症就去质问医生，认为是手术失误导致并发症的出现，应该保持理性沟通，以解决问题为出发点。对于多数并发症，住院治疗是非常有必要的，对于一些比较严重的并发症，如各种消化道瘘，严重的不能通过内科非手术方法解决的出血、腹腔感染等情况可能需要再次进行手术补救。有些并发症，如胃瘫，其恢复周期非常长，往往需要 2 ~ 3 个月的时间，保持乐观的心态非常重要，多虑多思对恢复有害无益。依据不同并发症，医生会选择以尽可能小的代价解决问题，患者和家属应该认真听取医生的治疗建议，积极配合医生进行治疗，以尽快恢复。

远期并发症　多发生在术后 3 个月以上，主要由机体对于消化道结构改变后的功能异常所致，如营养吸收不良、营养相关性贫血、顽固性消化道反流导致的不适甚至消化性溃疡、进食后出现的倾倒综合征（进食后的反应性低血糖）、术后胃排空障碍导致的进食后饱胀不适。此外，手术后由于腹腔内肠管粘连，导致术后肠梗阻的发生率增加。胃癌手术后可能出现转移/复发，残留的胃组织也有再次癌变的可能性。管理这些远期并发症应该注意以下几点。

1. 术后应严格遵守医嘱，避免不良生活习惯影响身体功能，导致并发症的发生。部分患者喜欢在术后长期服用中药，其实这并不可取，这种方法不但不能起到积极作用，反而会加重本来就相对脆弱的消化系统的负担。

2. 如果出现远期并发症，应配合医生进

行检查，寻找原因，从而选择合理的治疗方法。对于多数远期并发症，可以通过调整生活习惯，如改善饮食结构、改善睡眠、避免不良因素的影响，必要时配合药物治疗来获得改善。但有一些情况，如比较严重的肠梗阻，可能需要住院治疗，甚至可能需要再次手术。

3. 胃癌手术后的定期随诊、复查是非常重要的，这样可以尽早发现某些潜在的问题，如吻合口的溃疡可以通过胃镜检查早期发现，早期治疗能避免出现更严重的问题。由于胃癌早期复发时并没有任何症状，所以患者需要定期复查，以便及时发现问题，争取早期治疗，从而获得更好的疗效。

药物治疗相关不良反应

如何应对抗肿瘤药物引起的白细胞下降

白细胞轻度下降可无症状或患者仅感到乏力、头晕等，严重者可能合并感染。白细胞下降的同时合并发热，称为发热性粒细胞减少，发生率与白细胞下降程度及持续时间有关，尤其是4级下降（ < 1.0×10^9/L）。白细胞下降期间患者要注意休息，避免劳累，注意环境卫生和个人卫生等，在医生的指导下使用粒细胞集落刺激因子（G-CSF）或粒细胞 - 巨噬细胞集落刺激因子（GM-CSF）治疗，直至白细胞恢复正常，或者在化疗结束 24 ~ 48 小时后进行 G-CSF 预防性治疗。

如何应对抗肿瘤药物引起的血小板下降

血小板轻度下降患者常无症状，明显下降可导致出血倾向或出血，特别 3 ~ 4 级下降（ < 50×10^9/L），轻者表现为皮肤瘀点、瘀斑和黏膜出

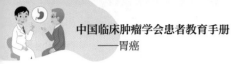

血，严重者可出现消化道出血、血尿、自发性颅内出血等。血小板下降明显时建议患者减少活动，避免损伤和创伤性操作，防治便秘等。患者可在医生的指导下使用促血小板生成素（TPO）、白介素-11 等治疗，血小板 < 25×10^9/L 或合并出血时可考虑输注血小板。

如何减轻化疗所致恶心、呕吐 通过在化疗前预防性给予止吐药，多数患者的恶心、呕吐能得到良好控制。医生会根据患者的年龄、性别、个体状况等对呕吐风险进行评估，并针对治疗药物致吐强度的不同合理选择有效的静脉或口服止吐药。止吐药包括 5-羟色胺 3 受体拮抗剂（如格拉司琼、帕洛诺司琼）、NK-1 受体拮抗剂（如阿瑞匹坦、福沙匹坦）、激素类药物、多巴胺受体拮抗剂等。化疗期间建议患者戒烟忌酒，食用清淡易消化的食物，少食多餐，食物应富含蛋白质、维生素且热量充足，必要时静脉输液补充所需热量。呕吐的发生与精神情绪有很大关系，建议患者减少不必要的担忧并保证充足的睡眠。

如何应对抗肿瘤药物引起的腹泻 针对胃癌的可能导致腹泻的抗肿瘤药物主要有伊立替康、卡培他滨、替吉奥、阿帕替尼等，其中伊立替康发生腹泻的风险最高。发生腹泻时，患者应注重饮食调节，少食多餐，进食易消化吸收的食物，避免进食含酒精、乳糖的食物以及高渗性食物、不洁食物。出现严重腹泻时可口服洛哌丁胺 2 粒，随后每 4 小时服用 1 粒直至腹泻停止，可同时口服蒙脱石散等肠黏膜保护剂。如果用药 24 小时后仍有腹泻，可缩短洛哌丁胺的给药间隔时间（每 2 小时服用 1 粒），若腹泻加重或伴发热，建议患者及时去医院就诊。腹泻停止后，医生会根据患者的情况在后续治疗中下调化疗药物的剂量。

如何应对抗肿瘤药物引起的手足麻木　针对胃癌的可能导致神经毒性的药物有奥沙利铂、顺铂、紫杉类和氟尿嘧啶类，大部分患者的手足麻木症状在经过长时间恢复后可获得缓解。奥沙利铂的神经毒性最常见，急性神经病变表现为肢端或口周感觉迟钝或异常，或咽喉部麻木、紧缩感等，建议患者在使用奥沙利铂时注意避免冷刺激，包括接触低温物品、喝冷饮和吹冷风等。慢性神经病变与奥沙利铂剂量累积相关，表现为手足麻木和精细分辨力减退，轻度一般不需要处理，持续或影响书写及

系纽扣等精细动作的则需要下调奥沙利铂的剂量或停止治疗。紫杉醇神经毒性多表现为手足"手套 - 袜子"型感觉异常及麻木感，严重时可表现为烧灼感、深部腱反射减退、振动觉消失或者出现直立性低血压。一旦发生明显的神经毒性，减量或停药是最主要的处理方法。

化疗不良反应的监测

胃癌化疗不良反应的发生、类型和程度与化疗药物的种类、剂量、化疗次数以及患者的年龄、器官功能状态相关，影响患者生活质量的主要有骨髓毒性（白细胞、粒细胞、血小板、血红蛋白减少）、消化道反应（厌食、恶心、呕吐、腹泻、便秘、胃痛、口腔疼痛）、乏力、四肢指尖麻木或水疱、肝肾功能损害等。

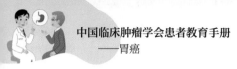
不同的不良反应发生的高峰时间不同，消化道反应中的厌食、恶心、呕吐通常在化疗时发生率最高，化疗停止后逐渐好转，而骨髓毒性、肝肾功能损害、四肢指尖麻木或水疱等通常在化疗后 7 ~ 14 天达到最严重程度，因此医生会建议患者化疗后记录不良反应并定期进行血液学检查，出现问题及时与医生沟通。

不良反应的严重程度可以通过专门的医学工具进行评估，目前常用的是美国 CTCAE 标准，将不良反应从轻到重分为 0 ~ 5 级，大多数患者的不良反应是轻到中度（3 级以下），对于一些发生概率高且有一定危险性的毒性反应，医护人员会给予必要的预防措施，如止吐、保护骨髓功能。若患者在接受化疗的过程中出现 3 级或以上的不良反应且无法耐受化疗，应及时与医生沟通，可尝试药物减量或暂时停止治疗。

免疫治疗相关不良反应

免疫治疗有哪些不良反应，应如何监测
免疫治疗是通过激活机体自身的免疫功能来杀伤肿瘤细胞，免疫细胞攻击肿瘤细胞的同时也可能对正常器官或组织造成损伤，这种免疫性损伤（不良反应）会发生在几乎所有的器官，且个体差异非常明显。各种免疫不良反应发生率一般较低且多为轻至中度，常发生在免疫治疗后数周到半年内，部分表现缺乏特异性，容易与其他疾病混淆。常见的免疫检查点抑制剂不良反应有皮肤改变、消化道症状、内分泌紊乱、肺炎等，免疫性心肌炎是罕见但死亡率较高的特殊不良反应。

在患者接受免疫治疗前，医生会给予一些基础检查，包括血常规、肝肾功能、心脏功能、激素水平、胸部 CT 或 X 线检查以及肝炎相关指标检查等。治疗期间，患者一旦感觉身体有异样，应及时向医生报告，医生会根据患者的症状和体征来早期识别不良反应，并给予相应的医学建议和处理。

如何应对免疫治疗引起的腹泻 在免疫治疗引发的胃肠道不良反应中，腹泻是最常见的临床表现，除此之外，主要症状还包括腹痛、便血、黏液便、发热等，少数患者还可出现口腔溃疡、肛门病变等肠外表现。出现腹泻后，患者应保持肛周皮肤清洁，适当多饮水，采取低膳食纤维饮食，进食钾、钠含量高的食物。同时，患者应注意监测自己的腹泻、腹痛情况

及大便性状（如黏液、带血情况），必要时及时就诊。若出现严重症状或对症治疗无效，则需要暂停免疫治疗，使用激素或英夫利昔单抗治疗。

如何应对免疫治疗引起的皮疹、瘙痒 免疫相关皮肤毒性是免疫治疗过程中最常见的不良反应，在治疗的各个阶段均有可能出现，常表现为皮疹、瘙痒和白癜风等，少见斑秃、皮肤干燥和光敏感，严重者表现为皮肤脱落、脓疱、水疱或糜烂等。在日常生活中，患者应注意保持皮肤的清洁与湿润，避免抓挠破损皮肤，穿着宽松柔软的衣物，使用温和无刺激的护肤及洗浴用品，注意防晒。患者如出现上述不良反应，经医生评估后可局部使用抗组胺药和类固醇激素，严重时需要停用免疫治疗、全

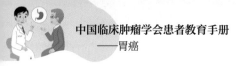

身使用激素并请皮肤科医生会诊。

如何应对免疫治疗引起的肝功能异常 免疫相关性肝损害发病隐匿，通常无特征性临床症状，仅表现为肝功能检测指标异常，如谷草转氨酶、谷丙转氨酶、胆红素升高，有时可表现为发热、乏力、纳差、早饱、恶心等，还可能出现皮肤、眼睛颜色变黄、尿色深（茶色）等。出现异常后，患者应及时停用可能引起肝损害的食物与药物，多进食富含维生素的新鲜蔬果，避免食用油腻食品，定期监测肝功能，与医生保持联络，经医生评估后必要时可加用激素并暂停免疫治疗。

免疫治疗后会出现恶心、呕吐吗 相较于传统化疗，患者单纯使用免疫治疗后出现恶心、呕吐的概率较低。免疫治疗联合化疗时，相较于化疗并未明显增加恶心、呕吐的风险。在治疗前，医生会根据治疗方案采取一定的预防措施。患者出现恶心、呕吐时应及时告知医生，治疗期间建议选择清淡、易消化的食物，避免进食辛辣、油腻、生冷食物，少食多餐，进食后不要立即平躺，应保证充足的睡眠，缓解紧张情绪，保持心情舒畅。呕吐严重时可给予止吐药干预。

免疫治疗后出现乏力、畏寒、心悸、出汗、血糖升高是怎么回事 免疫治疗后，如患者出现无法解释的乏力、体重增加、畏寒、便秘，需要考虑甲状腺功能减退的可能；心悸、出汗、进食增加、排便增加，则需要考虑甲状腺功能亢进的可能；血糖升高有患 1 型糖尿病的可能。各种免疫治疗产生内分泌毒性的时间跨度较大，但通常出现较慢，临床表现也各不相同。患者应在日常生活中规律作息，养成良好的饮食与生活习惯。在出现症状后，患者应该及时就医，必要时暂停免疫治疗并遵医嘱进行相关激素替代治疗。

🔹 靶向治疗相关不良反应

骨髓毒性、消化道反应、肝损害等常见的化疗不良反应，在靶向治疗中发生率较低。靶向治疗的主要不良反应与"脱靶效应"相关，多发生于同样有治疗靶点的正常器官以及因部分靶向药物含有异种蛋白引起的过敏样反应。

抗 HER2 靶向药物的常见不良反应为心脏毒性和肺部毒性。心脏毒性表现为心室射血功能下降，严重的可导致心力衰竭，因此在治疗前及治疗后需要定期进行心脏功能评估，如超

声心动图、心电图。肺部毒性通常表现为间质性肺炎，有严重间质性肺部改变者应高度警惕。

抗肿瘤血管生成靶向药物常见不良反应为高血压和蛋白尿，且会影响伤口的正常愈合，可能加重出血并发生血管堵塞（< 3%），因此对于高血压患者应控制好基础血压，使用靶向药物期间应该每天监测血压并定期进行尿常规检测，4～5 周内接受过手术的患者应该延迟使用靶向药物，有明显消化道出血或近半年有血栓疾病史者不建议使用靶向药物。

🔹 胃癌急性并发症的处理原则

大出血 出血是胃癌常见的并发症，症状常以解黑便为主，也被称为柏油样便，有时伴呕血。急性且严重大出血或出血持续，患者还

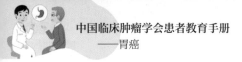

会出现头晕、心悸、休克症状，可能致命，这种情况建议患者禁食并及时就诊，医生会根据情况给予包括补充血容量（输血、补液等）、使用质子泵抑制剂和监测生命体征等救治。当内科保守治疗无效时，患者应尽快行内镜检查和内镜下止血治疗，若效果依然不佳，则应积极寻求外科或介入治疗，如外科胃原发灶切除术或经皮动脉栓塞术等控制出血。抗肿瘤治疗，如化疗或体外放疗也可有效控制出血。

无法进食或进食饮水后频繁呕吐　这种情况应警惕胃窦癌导致幽门梗阻、食管胃结合部癌导致贲门梗阻，或腹膜转移导致肠梗阻等。梗阻会导致患者长期不能正常进食和呕吐、体重下降，甚至出现恶病质。梗阻治疗的目的是减少恶心、呕吐，恢复肠内营养，保证营养摄

入的同时积极进行抗肿瘤治疗。对于可切除的胃癌，建议切除原发灶；对于不适合手术切除或转移的患者，可评估是否能够行内镜下干预，如放置胃/空肠营养管、置入支架或经皮内镜下胃/空肠造瘘术。若胃镜难以通过，可考虑手术干预，如胃空肠吻合或造瘘术，或姑息性胃切除术。

胃穿孔　穿孔是胃癌少见的并发症，好发于溃疡型胃癌。根据病情缓急分为急性胃穿孔和慢性胃穿孔。慢性胃穿孔常表现为上腹部隐痛。急性胃穿孔典型表现为突发上腹部剧烈疼痛，呈持续性刀割样或撕裂样，可伴恶心、呕吐和发热等症状，病情进展快，若不及时治疗，短期内可能出现弥漫性腹膜炎、休克甚至死亡。非手术治疗包括禁饮禁食，持续有效胃

肠减压、抑酸和补液、抗生素治疗。原则上诊断一经确立，则应立即进行急诊手术，一般可行胃穿孔修补术或姑息性胃切除术。

胃区明显疼痛　胃癌患者常伴有胃区疼痛，包括肿瘤及其浸润转移或器官累及引起的疼痛、治疗相关疼痛（如支架放置）等。癌痛控制手段包括镇痛药治疗、抗肿瘤药治疗和放射治疗。镇痛药包括以阿司匹林为代表的非类固醇类抗炎药、以可待因为代表的弱阿片类药、以吗啡类为代表的强阿片类药。另外，可使用抗抑郁药及抗惊厥药辅助镇痛或考虑非药物治疗，如神经阻滞疗法、患者自控止痛技术（PCA）等有创技术或心理治疗。镇痛药的使用应遵循 WHO"三阶梯"原则。

梗阻性黄疸　表现为皮肤巩膜黄染和皮肤瘙痒、乏力、食欲下降等，治疗前需要明确病因并判断梗阻的严重程度，复查肝功能指标，行 B 超、CT 或 MRI 等检查。早期胃癌梗阻性黄疸的原因有肝炎、胆结石、吻合口瘘和输入袢梗阻等；晚期转移性胃癌梗阻性黄疸常由于胃癌病灶或者转移灶，如肝门淋巴结压迫或侵犯肝内外胆管引发胆道阻塞所致，处理可以考虑微创手术，如经腔镜引流、经皮肝穿刺胆道引流或内镜下胆管支架置入，或者通过外科手术姑息性切除病灶。

特殊人群的治疗与管理

🦠 儿童患者的筛查与管理

儿童与青少年胃癌发病率低，儿童胃癌仅占消化道恶性肿瘤的 0.05%，发病率无性别差异，以腹痛为主要症状。日本一项回顾性分析发现，约 36% 的儿童胃癌患者有家族史，80% 的病理类型为未分化癌。儿童胃癌的预后非常差，由于内镜检查在儿童中开展较为困难，导致儿童胃癌诊断亦较困难。因此，对于有家族史、有症状的儿童患者，需要重视胃镜检查，以助早期诊断。由于幽门螺杆菌感染与儿童青少年胃癌有关，故应注意幽门螺杆菌的筛查以及治疗。

老年患者的治疗与管理

对于年龄 > 75 岁的老年胃癌患者，由于临床研究会将他们排除在外，因此临床实践中指导性数据并不多。老年患者由于体力状况差、脏器功能不足、药物代谢和排泄不同、药物不良反应较大等因素，需要制订更加个体化

的治疗方案。对于老年胃癌患者的管理，制订治疗方案时应充分考虑上述因素，此外尚应评估患者的预期生存及预后、生活质量、社会经济因素等。目前可采用 VES13、G8 等量表评估老年患者的情况。对老年胃癌患者的治疗，如手术（包括姑息性手术、根治性手术、开腹手术或腹腔镜手术）、围手术期治疗、术后辅助治疗、舒缓医疗，均应权衡患者的获益及治疗相关并发症，在开展多学科诊疗的基础上制订个体化诊疗方案。

妊娠期患者的治疗与管理

妊娠期胃癌是指在妊娠期间或者产后 1 年内确诊的胃癌，较为罕见，发病率在孕妇中仅为 0.026% ~ 0.1%。由于症状较为隐匿，妊娠期胃癌症状往往与妊娠反应较难区分，故确诊

时往往已经为晚期。妊娠期胃癌预后差，Ⅳ期妊娠期胃癌患者的 5 年生存率为 0，中位生存时间仅为 7 个月。对于持续的上消化道症状，无法用妊娠反应解释的，应该进行进一步检查。对于妊娠期胃癌患者的治疗需要综合考虑妊娠时间和肿瘤分期，在提高胎儿成熟率的同时最大程度地控制病情。妊娠期化疗会引起胎儿早熟、早产、生长受限、造血功能抑制等，尤其在早产儿中发生率高。有研究认为，妊娠期胃癌患者的早产新生儿心血管疾病及代谢性疾病较正常体重儿多见。对于处于妊娠晚期的胃癌患者，可考虑提前终止妊娠。当然，足月生产仍然是治疗的目标之一。迄今为止，未有肿瘤胎儿转移的报道。对于妊娠早期的胃癌患者，应考虑适时终止妊娠。对于胎儿已满 24

周的患者，建议继续妊娠。胃癌患者治疗结束后，建议 3 年后再考虑妊娠。

合并基础疾病患者的治疗与管理

合并基础疾病的胃癌患者，在选择治疗方案时需要充分评估基础疾病对脏器功能的影响、患者对治疗的耐受性和可能的风险。如所患的糖尿病、心血管疾病等能否耐受全身麻醉及手术治疗，能否耐受化疗药物或者靶向药物的不良反应。对心脏功能影响较大的药物，如曲妥珠单抗、氟尿嘧啶、免疫检查点抑制剂，在应用过程中需要充分评估及监测患者的心功能，定期检查心肌酶、心电图、超声心动图（评估射血分数）。脑梗死等存在血栓或长期使用抗凝药的患者，在使用阿帕替尼、雷莫西尤单抗等抗血管生成药时需要注意监测凝血功

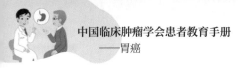

能。免疫检查点抑制剂，如"O药""K药"等在应用时需要注意患者是否存在免疫系统基础疾病，如类风湿关节炎、银屑病、红斑狼疮。对于合并基础疾病的胃癌患者，应在充分评估风险与获益的同时制订个体化治疗方案。

胃癌患者术后随访

胃癌患者术后随访时间

早期胃癌切除后，进展期胃癌行根治术后且辅助治疗结束后，前两年每 3 ~ 6 个月随访一次，以后每 6 ~ 12 个月随访一次，直至随访满 5 年；5 年后每年随访一次。晚期胃癌患者在治疗过程中应每 6 ~ 8 周进行一次系统检查，评估病情进展情况，对于症状恶化或出现新发症状的患者应该随时随访。

胃癌患者随访需要做哪些检查

胃癌患者随访包括询问病史、详细的体格检查、血液学检查（如血常规、肝肾功能、肿瘤标志物）以及胸部、腹部、盆腔增强 CT 检查等。伴有临床症状或影像学检查异常时，考虑行胃镜检查。若肿瘤标志物进行性升高，临床怀疑转移但常规影像学检查无阳性发现，可考虑行 PET/CT 检查，不过 PET/CT 检查不应作为常规随访及监测手段。

随访中发现胃癌复发或转移应该如何处理

若随访过程中发现胃癌复发或转移，应根据转移灶的部位、数量以及患者体力状况、治疗意愿等，经多学科讨论后再次制订个体化诊疗方案。若转移灶较少，仅限于某一器官的孤立性病灶，患者体力状况允许，可考虑再次行手术治疗，达到无瘤状态，术后再辅以化疗。若患者转移灶较为广泛，累及多个脏器，如腹膜转移、多发肝肺转移，或者患者体力状况差，则以姑息性化疗为主，可考虑联合放疗、射频消融治疗、介入治疗等。

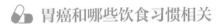

营养支持

🔖 胃癌和哪些饮食习惯相关

与胃癌相关的饮食因素有高盐、高碳水化合物、低脂、低蛋白、少食新鲜蔬菜和水果等。腌制食品含有大量亚硝酸盐，亚硝酸盐在胃酸的作用下生成的亚硝胺具有强烈的致癌作用；熏制、烧烤、煎炸等加工方式由于高温作用容易产生诱变剂和致癌物，并且随着加热温

度的升高和加热时间的延长，上述有害物质的含量也会增加。长期酗酒可以导致胃癌，男性每天酒精摄入量不宜超过 25g，女性不宜超过 15g。此外，暴饮暴食、吃饭快、三餐无规律等不良饮食习惯对胃癌的发生也有一定影响。

🔖 预防胃癌应该怎么吃

预防癌症，饮食要遵循"彩虹原则"，即食物多样化，营养均衡。不能长期只吃一种主食，米、面、五谷杂粮要互相搭配。深绿色蔬菜，如西蓝花、油菜、菠菜富含钙和维生素C，有益于预防肿瘤；其他颜色的蔬菜，如红色的番茄、橙色的胡萝卜、紫色的甘蓝，含有不同的维生素、微量元素和膳食纤维，亦应摄入。新鲜水果富含维生素和矿物质，能改善食欲、补充水分和膳食纤维，膳食纤维有助于平

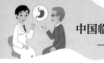

衡肠道微生物，有利于预防肿瘤。此外，常吃大蒜、洋葱、香菇以及饮茶均有预防肿瘤的作用。

加强营养会促进肿瘤生长吗

虽然一些动物实验证明营养支持会促进肿瘤生长，但是在大部分针对人类的研究中营养支持有利于控制病情。肿瘤细胞不但"饿"不死，反而生长迅速，争夺正常组织所需的营养物质，造成患者严重营养不良、体重减轻。针对已经出现营养不良的患者，适当的营养支持可以改善营养状况，增强免疫力，提高生活质量。手术患者的营养支持可以增加手术治疗的安全性，减少术后并发症，提高对化疗药物的敏感性，减少不良反应。营养支持治疗不但不会促进肿瘤生长，还是肿瘤治疗的基本手段。

胃癌手术后应该怎么吃

胃癌患者在手术后初期，医生会早期给予肠内营养，以利于肠道恢复和营养补充，之后逐渐过渡到经口流食、半流食，直至普通饮食。

出院后应多食富含优质蛋白的食物，如鸡、鱼、虾和豆制品，多吃新鲜蔬菜和水果。胃癌手术后由于胃容积减小，可以少量多次进食，如果采取的是全胃切除手术，食物要炖烂煮熟，细嚼慢咽。建议在术后 3 ~ 6 个月遵循 "3 + 3" 的原则，即每天三顿正餐，在每两顿正餐之间加服营养补充剂，有利于恢复体重和体力，迎接术后放化疗。

胃癌放化疗期间应该怎么吃

胃癌患者进行放化疗时，会出现不同程度

的恶心、呕吐、腹泻等，此时饮食应尽量清淡，可进食高蛋白、高维生素饮食，如蛋、奶、鱼、瘦肉，避免重口味的调味品及煎炸、油腻食物，注意增加食物的色、香、味，以刺激患者的食欲。有些化疗药物要求不能进食冷的食物，豆类可能导致腹胀，故不宜多吃。蔬菜中的丝瓜、冬瓜、油菜、荞麦等具有"解毒"作用；新鲜水果，如苹果、橘子、猕猴桃、无花果富含维生素 C，有助于减少化疗药物引发的不良反应。在放化疗间歇期，患者应该抓紧食欲改善的时机尽可能补充营养。

心理健康

胃是情绪的晴雨表，你还生气吗

很多人有过这样的体验，一生气就胃痛，

这是为什么呢？有人做过一个有趣的研究，他观察了一个胃造瘘的患者，发现当患者高兴时胃黏膜的颜色就是正常的粉红色，而当他生气时胃黏膜的颜色就变为苍白色，这时患者就会感觉胃不舒服。这是因为生气时内脏神经及内分泌系统分泌的神经递质是肾上腺素、去甲肾上腺素等，会使胃的血管收缩，导致胃黏膜供血不足，胃酸分泌失调，长此以往胃黏膜就会出现病变。你可以回忆一下，你得胃病前是否经常生气？现在知道生气对胃的严重危害，是不是以后就应该注意调节情绪，不再经常生气了？

为什么很多胃癌患者出现抑郁情绪

胃癌患者需要关注抑郁情绪。有研究发现，胃癌患者抑郁的发生率高达 37%，其中进

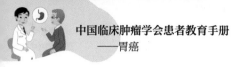

的、有意识的关注，但不对此作出任何反应、分析和判断，只是单纯地注意它的存在。研究和临床实践证实，正念治疗可以有效改善癌症患者的躯体、心理症状，如失眠、抑郁、焦虑、压力、恐惧癌症复发，是非常适合胃癌患者的一种心理治疗方法。

如何对胃癌患者进行心理干预

心理干预的内容非常广泛，保持良好的医患关系，患者充分了解疾病的诊治现状、病情分期等都是心理干预的重要方面。

行为治疗　包括肌肉放松训练、催眠、深呼吸、主动放松、指导性想象等，这些都有助于患者缓解情绪。

集体心理治疗　包括座谈会、癌友协会等，病友之间的相互鼓励、相互支持、相互认同，会使患者产生归属感，有可依赖和被需要的感觉。不仅对患者，集体心理治疗对患者家属也有帮助。集体心理治疗的小组成员是胃癌患者或家属，大家会分享面对疾病及治疗的经验。

音乐治疗、舞蹈疗法　可以很好地帮助患者重拾生活的热情，忘却疾病的烦恼。

另外，患者的心理自疗，如信心疗法、幽默疗法、发泄疗法、运动疗法等均是心理干预的重要内容。当然，家庭成员的关心、支持、照顾和鼓励更是必不可少的心理支持。

胃癌患者的抗抑郁治疗药对胃有影响吗

很多人对抗抑郁药有所顾虑，尤其是胃癌患者对吃药更是比较担心和抵触，其实抗抑郁

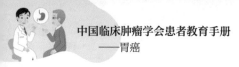

药对胃癌患者来说不但是安全的，而且效果非常肯定，既能改善胃癌患者的躯体症状，也能改善患者情绪低落、动机丧失、兴趣减退等心理症状，会大幅提高胃癌患者的生活质量，甚至延长生存时间。

疼痛管理

如何正确认识疼痛

疼痛是一种生理功能，有些患者就是因为疼痛就诊而发现了胃癌，持续且逐渐加重的疼痛是一种来自身体的异常信号。在诊疗过程中出现的疼痛一般是自限性的，疼痛会逐渐消失，如穿刺、手术、放化疗等引发的疼痛。相反，一般与肿瘤相关的疼痛是持续性、逐渐加重的。临床上一般认为肿瘤患者出现的疼痛均

为癌痛，癌痛又可分为不同种类，如肿瘤相关疼痛（70%~75%）、治疗相关疼痛（15%~20%）、肿瘤患者同时伴有的非肿瘤相关慢性疼痛（5%）。癌痛是一种伤害性感受，会影响患者的食欲、睡眠、活动能力、心理状态，最终体现为患者的免疫功能下降，有可能促进肿瘤进展，需要及时、有效地控制。

胃癌的疼痛有什么特点

胃是一种消化器官，随着肿瘤的扩散，会逐渐损伤胃肠道、内脏神经系统，所以胃癌引发的疼痛属于内脏痛，一般表现为上腹或脐周疼痛，疼痛部位有时会不固定，呈隐痛或钝痛，会有疼痛突然加重的情况。除疼痛外，部分患者容易出现严重的腹部不适，有时表现为进食后腹胀、嗳气等，往往伴有厌食、进食困

难、便秘。伴有腰背疼痛的患者会有被动体位，不能平卧，需要侧卧或呈屈曲位。

胃癌患者出现疼痛应该如何处理

胃癌患者在治疗期间出现疼痛，应及时向医生汇报，明确疼痛的原因并及时治疗。治疗结束后居家康复的患者在出现疼痛后应及时到医院就诊，明确疼痛的原因并及时进行镇痛处理，避免因疼痛影响生活质量，如进食、睡眠、生活自理能力。切忌自行购买、服用镇痛药，以免延误治疗。

胃癌患者应该如何选择镇痛药

胃癌患者疼痛治疗一般分为抗肿瘤治疗、镇痛药治疗（包括阿片类药物、非甾体抗炎药、抗抑郁药等）、微创介入治疗（患者自控镇痛术、腹腔神经丛毁损术、鞘内输注系统植入术）等。有效的抗肿瘤治疗为控制疼痛的基础，镇痛药是治疗胃癌疼痛的基本方法，其中阿片类药物是常用药物。由于胃癌患者在疼痛的同时常伴有消化道功能紊乱，如厌食、腹胀、便秘，而口服阿片类药物常引起食欲下降、便秘，若患者在口服阿片类药物期间不良反应严重，影响日常生活，可以改为非口服药物，如芬太尼透皮贴剂。如果已经出现肠梗阻，应及时改为非口服给药模式。

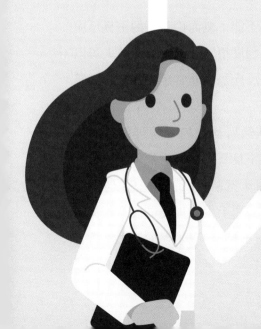

第 五 章

胃癌患者的支持

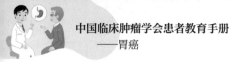

药物临床试验

什么是药物临床试验

药物临床试验是指任何在人体（患者或健康志愿者）进行的药物系统性研究，以证实或揭示试验药物的作用、不良反应和/或试验药物的吸收、分布、代谢和排泄特征。任何药物在上市前均需要进行临床试验，根据临床试验设计主要分为Ⅰ期、Ⅱ期、Ⅲ期和Ⅳ期，以确定试验药物的疗效与安全性。全国各地的医生进行着许多类型的临床试验（参加研究的患者均是自愿的）。对于晚期胃癌患者，尤其是多线治疗后以及存在特殊分子病理特征的胃癌患者，目前尚无标准治疗，国内外指南均鼓励患者参加临床试验以获得更大的生存获益。

参加药物临床试验有风险吗

任何医学活动都存在风险，有些风险与药物的作用机制有关，有些风险与药物剂量有关，有些风险与患者本身的身体条件有关（也称为个体差异）。

风险的大小不能一概而论，有的不良反应发生率很高，但程度很轻微，绝大多数人可以接受；有的不良反应虽然非常罕见，但可能是致命的。

任何临床试验启动前均要通过伦理委员会审查，患者的不良反应风险为伦理委员会审查的重点，在临床试验进行过程中任何严重不良反应事件均需要上报伦理委员会及相关机构，并根据药物不良反应风险决定试验是否继续。

参加药物临床试验会有获益吗

参加药物临床试验的大多数患者，是有可能从新药使用中获益的，对于目前没有任何有效治疗方法的疾病，这甚至可能是患者唯一的生存希望。

肿瘤的治疗仍是世界难题，为取得更好的疗效，目前国内外都在积极探索新的抗肿瘤药物或抗肿瘤方案，并积极开展临床试验。

对于符合相应条件的患者，全球各大指南均鼓励患者积极参加正规的临床试验。对于部分患者，多家国内外医学协会认为参加临床试验是最好的治疗方式。

如果患者对参与临床试验感兴趣，可以向医生咨询。目前网络资源很丰富，中国临床试验注册中心、各大医院官方网站等均有相应肿瘤患者临床试验的招募信息。

慈善赠药的相关信息

为了中国重大疾病防治事业的发展，众多药品生产厂家联合国内的慈善基金会设立了多个药品援助项目，以帮助罹患重大疾病、经济负担能力受限的患者，为他们免费赠送药品。

随着慈善赠药项目的日益完善与成熟，越来越多的药品生产厂家加入。慈善赠药项目提供的药品有许多共同点，如多为重大慢性疾病用药；多为众多医生推荐的药品；药品价格昂贵，绝大多数人无法长期使用。

在中华慈善总会、中国癌症基金会官网等可以查询到相关的慈善赠药项目，点击"求助"按钮，即可参与相关项目，也可通过咨询

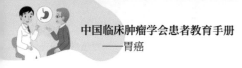

医生获得相关信息。

所谓偏方有用吗

科学治疗胃癌应当是采取包括中医、西医在内的多学科规范化综合治疗。部分患者对手术、放化疗不了解，担心相应的不良反应，而将胃癌治疗的希望寄托于某些偏方、验方上。目前很多违规宣传、夸大产品功效的胃癌相关保健品充斥市场，很多患者对其所保证的虚假疗效深信不疑，动辄花费上千元购买，这不仅造成经济损失，更重要的是贻误病情。

任何一种治疗手段或产品均应经过严格的随机对照临床研究来验证其是否有效，只有经过严格审查，具备一定的适用范围及禁忌证，才可以应用于临床，而所谓偏方、验方并无上述过程。保健品与药品更是有着根本的区别，保健品并不具备药品对特定疾病的治疗作用，因此保健品从来不能代替药品治疗疾病。

是否有必要吃中药和保健品

部分中药成分具有抗肿瘤作用，但是目前尚无大型临床研究数据明确显示中药与抗肿瘤药物的联合或协同作用。部分中药和保健品成分复杂，可引起肝肾损害，在联合抗肿瘤治疗过程中可遮掩胃癌进展或抗肿瘤药物的不良反应，故中药和保健品应该在医生的指导下谨慎使用。

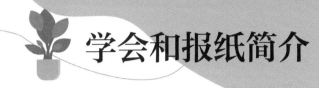

学会和报纸简介

中国临床肿瘤学会患者教育专家委员会

中国临床肿瘤学会（简称 CSCO）是由临床肿瘤专业工作者和有关企事业单位自愿组成的全国性专业学术团体，现已成为全球第三大临床肿瘤学专业学术组织。CSCO 患者教育专家委员会成立于 2019 年 7 月，是 CSCO 的第 39 个专家委员会。在肿瘤的诊治方面，患者教育专家委员会意义重大，它的成立标志着我国临床肿瘤事业的进步。规范的、体系化的患者教育将帮助患者更好地认识疾病、配合治疗、规避风险，真正实现"为患医治，以患为师"。近年来，患者教育专家委员会组织多位国内权威专家进行了一系列科普图书的编写工作，积极进行公益性患者教育，提供、宣传和推广专业、权威的科学抗癌知识，推动了我国肿瘤患者教育事业的蓬勃发展。

《中国医学论坛报》

由中华人民共和国国家卫生健康委员会主管的《中国医学论坛报》创刊于 1983 年，目前为周报，

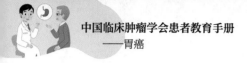

发行范围覆盖全国，发行量达 15 万份。《中国医学论坛报》始终以提高临床医务人员的业务水平、更新其业务知识、开阔其眼界为己任。向读者及时、准确地提供国内外医药学重大新闻、最新进展、科研动态、先进临床经验以及国家医药科技发展和管理的政策、经验等信息，是报纸坚持不渝的办报方针。经过多年发展，《中国医学论坛报》已在各级医药工作者中产生巨大影响，成为临床医生可信赖的良师益友，为中国的健康事业作出了积极贡献。